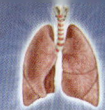

Rosina Sonnenschmidt

Das Atemsystem – Leben und Bewusstsein
Zwerchfell, Nase, Lungen, Bronchien

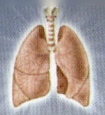

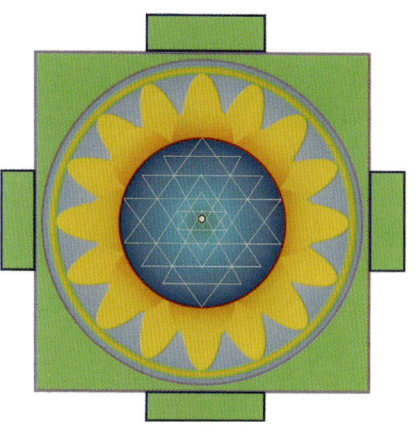

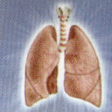

Rosina Sonnenschmidt

Das Atemsystem – Leben und Bewusstsein

Zwerchfell, Nase, Lungen, Bronchien

Nr. 4

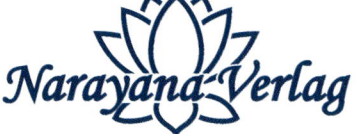

Narayana-Verlag

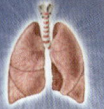

Rosina Sonnenschmidt

Nr. 4 • Das Atemsystem – Leben und Bewusstsein

978-3-939931-95-9

1. Auflage 2009
2. Auflage 2010
3. Auflage 2014
4. Auflage 2017
5. Auflage 2020
6. Auflage 2025

© 2009 Narayana Verlag GmbH
Blumenplatz 2, 79400 Kandern, Tel.: +49 7626 974970-0
E-Mail: info@narayana-verlag.de, Homepage: www.narayana-verlag.de

Coverabbildung Lunge © Harvinder Singh
Quinte © Hans Weiers

Satz: www.apanoua.de, Christian Korn

INHALTSVERZEICHNIS

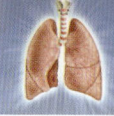

Seit einigen Jahren gebe ich Seminare mit dem Thema „Organ-Konflikt-Heilung", die großen Zuspruch finden, weil sie offenbar ein Bedürfnis erfüllen: An Krankheit und Heilung mit einem ganzheitlichen Verständnis heranzugehen. Die Lichtseite unseres epochalen Zeitgeistes erkenne ich darin, dass immer mehr Therapeuten aller Richtungen begreifen, dass es Ganzheitlichkeit wesentlich mehr einfordert als sanfte, nebenwirkungsfreie, nicht-allopathische Heilungsimpulse, nämlich an erster Stelle eine erweiterte Wahrnehmung. Der Wunsch, mehr mit allen Sinnen wahrzunehmen, ist die Vorbedingung für die Erweiterung des Bewusstseins, und der selbstverständliche Umgang mit den intuitiven Sinnen ist wiederum die Vorbedingung für das ganzheitliche Verständnis von Krankheit und Heilung. In der von Harald Knauss und mir geleiteten Medial- und Heilerschulung[1] sehen wir seit 15 Jahren einen ständigen Zuwachs an Therapeuten, die genau diese Fähigkeiten zu schulen wünschen. Sie erleben, wie bereichernd die therapeutische Arbeit ist, wenn man außer den pathologischen Befunden auch die positiven Potenziale eines Patienten wahrnimmt, aus deren Quelle schließlich die Selbstheilungskräfte fließen. Viele Worte wie „die Lebenskraft anregen" oder „jeder kann sich nur selbst heilen" werden lebendige Worte durch eigene Erfahrung. Ich beobachte mit Freude eine Lösung vom linearen Denken Symptom-Mittel-Symptom-Mittel hin zu einem kreisförmigen, zyklischen Bewusstsein, das im Detail das Ganze und im Ganzen den Zusammenhang der Details erkennt. Wenn von der Spiritualisierung der Naturwissenschaft gesprochen wird, finde ich sie in den Menschen bestätigt, die wie ich sich bemühen, ganzheitlich wahrzunehmen.

Ein ganzheitliches Behandlungskonzept zielt weniger auf die Heilmethode als vielmehr auf das Menschenbild, das man in sich trägt. Was ist der innere Halt, der auch den Stürmen des Lebens standhält? Bin ich eingebunden in das große Ganze der Natur? Vertraue ich der Weisheit der Natur und ihrem Ebenbild im Menschen? Bin ich der eigenen Spezies Mensch mit allen ihren Qualitäten und Abirrungen zugeneigt? Diese Fragen muss jeder für sich im Leben und im Heilberuf beantworten. Meine eigene Lebenserfahrung hat mich gelehrt, durch die äußeren Erscheinungen hindurchzuschauen auf die positiven Potenziale, die jeder Mensch besitzt. Es gibt daher für mich den kranken Menschen so, wie er äußerlich vor mir erscheint, und es gibt den völlig unversehrten, spirituellen Menschen, der wie ich, wie wir alle, auf der Suche nach dem inneren Schatz, nach der Einheit, dem Frieden und der Lichtnatur ist – wie wir ES auch benennen mögen. Wer hat nicht schon den Weg der Krankheit in seinem Leben gewählt, um mehr vom Sinn des Lebens zu verstehen? Wer ist nicht schon durch Leiden zu spirituellen Erkenntnissen gekommen? Nur sind diese Erkenntnisse frei von religionsphilosophischen Überbauten, Glaubensbekenntnissen und Ge- und Verboten. Heilung heißt, egal wie der Prozess ausgestattet ist, Freiheit und Leichtigkeit. Wenn wir uns dies als Therapeuten und Heilern zugestehen, gestehen wir auch anderen zu, dass sie krank werden, bisweilen auch sehr schwer krank werden oder gar im Sterben begleitet werden müssen. Antworten darauf zu finden, bedeutet mir, von der Ebene des Therapierens auf die der Heilkunst zu wechseln. Kunst ist das Anstreben und der Ausdruck höchster Ordnung. Die Intention liegt beim Künstler und Heilkünstler, aber ob es sich um Kunst handelt, entscheidet der Betrachter, der Zuhörer, indem er erlebt, was diese Kunst mit ihm macht, was sie in ihm zum Erleben bringt. So

---

1 Infos siehe im Anhang

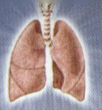

ist es auch in der Heilkunst. Welche Ebene der Heilung strebe ich an, was ist meine innerste Intention im Heilberuf? Für mich ist es eine spirituelle Aufgabe, die Seele des Menschen zu erreichen. Deshalb animiere ich den Patienten immer zu einem schöpferischen Prozess des Selbstausdrucks, denn das ist Seelennahrung. Es entspricht auch meiner Intention, den großen Bogen von der materiellen, physiologischen und pathophysiologischen Ebene bis zum spirituellen Betrachtungsort zu spannen und stets die Schönen Künste in irgendeiner Form, die zum Thema passt, einzubeziehen.

Ich finde es faszinierend und inspirierend, zunächst auf das zu schauen, was ein Mensch an Potenzialen mitbringt, aus welcher Quelle er schöpfen kann, um sein Leben zu leben und zu bewältigen. Mag sein, dass der Zugang zu dieser Quelle momentan durch eine Krise oder Krankheit aus dem Bewusstsein geraten ist. Aber diese Quelle ist da. Mehr noch, ihre „Stimme", die wir das „höhere Selbst" oder die Intuition nennen, spricht eine deutliche Sprache und macht sich bemerkbar – und sei es auch in Gestalt heftiger Krankheitssymptome und Schmerzen. Der Fokus ist nach außen auf jemanden oder etwas fixiert und man hört die Stimme dieser Quelle momentan nicht, sondern geht seinen Leidensweg. Das ist menschlich und wir alle haben schon in verschiedenen Graden erlebt. Jemanden, der so in die Sackgasse geraten ist, ganzheitlich zu behandeln, heißt für mich, mehr zu sehen, hinter die Kulissen fühlen, hören und sehen zu können und wahrzunehmen: Was bringt dieser Mensch an Qualitäten, Fähigkeiten, Gaben und Talenten, kurz: an positiven Potenzialen mit, um aus dieser Sackgasse herauszukommen? Auf diese Weise erschließt sich auch eines Tages der tiefere Sinn der Erkrankung.

In der Homöopathie sprechen wir Worte nach, die einst Samuel Hahnemann nach ei-nem langen Erkenntnisweg formulierte: Eine homöopathische Arznei regt die Dynamis (Lebenskraft) an. Es kann nichts angeregt werden, was nicht schon vorher da ist und unversehrt zur Verfügung steht. Was in lakonischer Kürze im Organon steht, ist eine spirituelle Erkenntnis und entspringt einem spirituellen Menschen- und Weltbild, das zu Hahnemanns Zeit im Rokoko noch ohne esoterische Verbrämung auskam. Was mich persönlich einst bewog, die Homöopathie als Heilkunst zu wählen, waren nur zwei Paragrafen: § 288 und § 289, in denen Hahnemann den Mesmerismus erwähnt. Da er ein geistiger Ökonom war, hätte er spätestens in der 6. Auflage auf diese Paragrafen verzichten können. Er tat es aber nicht, sondern deutet durch diese zwei Hinweise auf das, was ihn durch alle Jahre des Forschens, der Not und Frustration getragen hat: die Gewissheit, dass es andere Realitäten und höhere Kräfte gibt als die rational nachvollziehbaren. Der Mesmerismus war die erste im Westen erforschte und angewandte Form des energetischen Heilens in ärztlicher Hand. Hahnemann wusste das zu würdigen und diese geistige Haltung ist es, die mich inspiriert und der ich willig folge. Hahnemann war der Vollender dessen, was Paracelsus 200 Jahre vor ihm erkannte und wir tun gut daran, 200 Jahre nach Hahnemann seine Erkenntnisse zu potenzieren und jede Form von Scheuklappen abzulegen.

Heilung ist für mich ein Weg aus der gebundenen Energie vieler Verbote, Ängste, Zwänge und Unterdrückungen heraus in die Freiheit des Geistes. Ein Freigeist hat Vertrauen in sich und in die Naturgesetze, deren Spiegel der menschliche Organismus ist. Bei der Natur in die Lehre zu gehen, heißt täglich zu staunen und bescheiden zu werden. Denn so wie der Körper im Verbund mit dem Geist heilt, stellt er alle Mittel und Maßnahmen, die wir in der

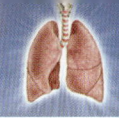

Heilkunde gefunden haben, in den Schatten. Das ist ein unbequemer Gedanke, denn wir meinen, es besser als die Natur zu wissen – und zahlen dafür einen sich jährlich potenzierenden Preis immer komplizierter und destruktiver werdender Krankheiten.

Einige Erkenntnisse wurden mir durch Beobachtung von Krankheits- und Heilungsverläufen zuteil:

· Es liegt ein tiefer Sinn darin, wo sich im Organsystem eine Krankheit manifestiert.

· Die Bewusstseinsebene mit dem Aspekt der Bildung von Gedankenmustern ist eng verbunden mit emotionalen und zellulären Schwingungen. Daher manifestiert sich eine Krankheit physisch genau dort, wo eine optimale Resonanz von Energie und Materie besteht.

· Alle Organsysteme schwingen im gesunden Zustand wie in einem Musikstück harmonisch zusammen, weil sie Synergien bilden und harmonikalen Gesetzen folgen.

· Wie in einem mehrstimmigen Musikstück haben die zu einem Organ gehörigen Zellverbände auch eine eigene „Stimme", das heißt eine Eigenschwingung, Motilität bzw. Rhythmik.

· Die Zusammengehörigkeit von zellulärer Eigenschwingung (Organ), Emotion und Gedankenmuster bilden ein menschliches Thema oder Potenzial. Dieses kann sich zu einem Konflikt wandeln oder zu einer Lösung, kann krank machen oder heilen.

· Genau dort, wo der Konflikt ist, ist auch die Lösung vorhanden. Sie zu verwirklichen ist der eigentliche Heilungsprozess. Somit reicht es nicht, eine Lösung theoretisch zu kennen, sie muss erlebt und durchlebt werden, damit sie wirklich wird.

· Der Organismus verfügt über höchst intelligente Selbstregulationen. Daraus entstehen Heilungsversuche, die ich als biologische Lösungen betrachte. Eine biologische Lösung bringt jedoch noch keine Heilung. Nur eine intelligente, vom ganzen Bewusstsein vollzogene Lösung bewirkt Heilung auf der mentalen, emotionalen und körperlichen Ebene.

· Jede chronische Krankheit beginnt mit einem harmlosen menschlichen Thema – meistens hat es im realen und übertragenen Sinne mit der Haut zu tun –, das jedoch weder mental noch emotional gelöst wurde, sich dadurch immer mehr vergrößert und verfestigt und allmählich in die entsprechende zelluläre Manifestation sinkt. Hierbei bedient sich das menschliche Energiesystem sinnvoller Kompensationsstrategien, um zu überleben.

· Meine Aufgabe als Therapeutin sehe ich darin, für die Reise der Heilung von der schwerwiegendsten Krankheitsmanifestation aus schrittweise physisch, emotional und mental Impulse zu setzen, damit sich das gesamte Energiesystem auf eine immer leichtere Ebene bewegt, bis die Krankheit es über die Haut verlässt.

Diese Erkenntnisse führten mich zu Beginn meiner therapeutischen Laufbahn zu den Quellen der Chinesischen Medizin mit ihrer Entsprechungslehre. Im Laufe von 4500 Jahren entwickelte sich diese geniale Entsprechungslehre durch die immer feiner differenzierte Sicht, dass ein Organsystem/Meridian und ein emotional-mentales Thema eine unlösbare Einheit bilden. Alles Lebendige geschieht rhythmisch und in Kreisläufen. Dabei wird es von polaren Kräften (Yin – Yang) gesteuert. Diese Erkenntnisse gewann man ohne Mikroskop, Ultraschall, Gehirntomografie und Sezieren von Leichen. Allein durch die Meisterschaft der Beobachtung des hermetischen Grundsatzes „Wie innen so außen, wie oben so

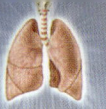

unten" und der Vernetzung von Erkenntnissen schufen die Chinesen diese Naturlehre, die bis heute ihre Aktualität behalten hat. Sie bildet die Basis meiner homöopathischen Denk- und Arbeitsweise, da in ihr die Zuordnung Organ – Konflikt – Lösung/Heilung sozusagen „auf einen Blick" vorliegt. Das zirkuläre Bewusstsein der Entsprechungslehre hilft mir, nicht in das lineare Denken „Symptom – Mittel – Symptom – Mittel" abzugleiten, wie es leider in der Homöopathie weit verbreitet ist, sondern die verschiedenen Seinsebenen des Menschen als Ganzem und seine einzelnen Organe wahrzunehmen und zu behandeln.

Abgesehen von der chinesischen Zuordnung von Organ – Konflikt – Lösung integriere ich in meine Arbeit selbstverständlich auch die neuen Erkenntnisse der Neurophysiologie und Gehirnforschung, durch die vor allem die Beziehung von Organ und Konflikt intensiv untersucht wurde und immer noch wird.

Aufbau und Inhalt der einzelnen Schriften sind so angelegt, dass sowohl Therapeuten als auch Laien davon profitieren. Inhaltlich werden immer folgende Themen begesprochen:

· Das Organsystem aus physiologischer und spiritueller Sicht
· Die mit einem Organsystem verbundenen Krankheiten
· Die emotional-mentale Thematik eines Organsystems
· Organbezogene Konflikte und ihre Lösung
· Miasmatische, organotrope und konstitutionelle Homöopathie
· Ernährungsratschläge
· Naturheilkundliche Therapien

Die Gewichtung der einzelnen Themen kann ganz verschieden sein, aber sie bilden immer

einen beweglichen, dogmafreien, flexiblen geistigen „Organismus", der, so hoffe ich, Kollegen und Kolleginnen weiterhin zu eigenen Ideen und Taten inspiriert. Denn das ist der tiefere Sinn meiner Lehrtätigkeit. So geht es also nicht um eine der üblichen Darstellungen der Physiologie des Organismus, denn das kann jeder in Fachbüchern nachlesen. Mein Bemühen liegt darin, die Organsysteme als lebendige Wesen mit Charakterzügen, Konflikt- und Lösungspotenzialen aus der Verdinglichung zu lösen und sie in einen größeren Zusammenhang zu stellen. Dabei erlaube ich mir alle Freiheit kreativer Betrachtungsweisen und Assoziationen, weil es mir das Staunen über das Wunderwerk der Natur bewahrt und den spirituellen Zugang zum Körper verschafft.

Der menschliche Körper ist von allen existierenden, sich durch Verhaltensweisen ausdrückenden Körpern der am weitesten entwickelte Organismus. Er ist in der Lage, sich selbst auszudrücken und eine Wahrheit zu erkennen, die weit über dem Bereich der bloßen Sinneswahrnehmung liegt. Durch Erinnerung, Vorstellungskraft und Intuition kann der menschliche Organismus die der Natur innewohnenden Gesetze begreifen und verstehen und damit diejenigen Kräfte, die im allgemeinen als geheimnisvoll gelten, zu seinem Nutzen, seinem Wachstum und zu seiner spirituellen Weiterentwicklung arbeiten lassen... Der menschliche Körper ist, präzise ausgedrückt, das vollkommenste Instrument für die Selbstverwirklichung des Bewußtseins.

Harish Johari,
Das große Chakrabuch

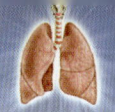

Im Zentrum stehen das Atemsystem, die Atmung und die Betrachtung des Atemvorgangs aus physischer, emotionaler, mentaler und spiritueller Sicht. Atem ist Leben, Atem ist Bewusstsein, Atem ist Klang, Laut, Wort und Musik. Sein Element ist die Luft. Ohne Luft wäre die Erde ein toter Planet, wäre es totenstill. Ohne Atemluft gibt es kein Leben. Bevor das Leben aus dem Wasser an Land ging, hat es geatmet. Es ist beeindruckend, wie sich die Schöpfungsgeschichten der Menschheit gleichen. Immer geht es um den Atem, um den Klang, um den ersten Ton oder Hauch, der die Materie beseelt.

Wir nehmen das Atmen als Selbstverständlichkeit hin und kümmern uns nicht sonderlich um seine Qualität, Länge und Tiefe. Solange wir atmen, fühlen wir uns lebendig. Nur wenn Atemnot entsteht, erwacht mit einem Mal die größte Angst, die Todesangst, das Leben zu verlieren, keine Luft zum Atmen mehr zu haben und sterben zu müssen. Wir verbinden mit dem Atmen meistens nur das physische Leben, ersinnen zahllose Atemtechniken und Atemtherapien, aber der innere Kern, die Erkenntnis, dass der Atem das Bewusstsein lenkt, weitet und vertieft, ist nicht sehr ausgeprägt. Es sei denn, jemand wählt einen spirituellen Schulungsweg und erlebt die innige Verbindung von Atem und Bewusstsein. Es gibt keine seriöse Bewusstseinsschulung ohne bewusste Atmung, deren Vertiefung und Verfeinerung. Sie bedarf keiner Technik, sondern einer besonderen Aufmerksamkeit auf den Atemvorgang. Das Ziel jeder Bewusstseinsschulung ist das freie, entspannte Strömenlassen der Atemluft, ein – aus – ein – aus. Allein das ist schon eine große Aufgabe, da unsere Atemqualität unmittelbar auf kleinste

Einflüsse von außen reagiert und sich verändert. Jede emotionale Regung drückt sich im Atem aus. Unabhängig von äußeren Eindrücken zu werden, die volle Aufmerksamkeit auf das freie Atemströmen zu lenken, dünkt nur dem Anfänger einfach. Doch alles Einfache ist nicht leicht und Einfachwerden das Resultat spirituellen Wachstums.

Mit dem Atem verbinden wir aussagekräftige Lebenssituationen:

· Jemandem bleibt die Luft weg
· Keine Luft zum Atmen haben
· Etwas hat einem den Atem verschlagen
· In Atemnot geraten
· Flaches, hektisches Atmen
· Yoga-Atem = Bauchatmung
· Langer Atem = Ausdauer haben
· Erst mal tief durchatmen und dann handeln
· Licht und Luft gibt Saft und Kraft

Es scheint uns so selbstverständlich, aber es ist ein Wunderwerk der Schöpfung, das uns die Fähigkeit zu atmen, vor allem auszuatmen, Stimme, Töne, Worte, Gesang, Geräusche, Klänge und auch Krach ermöglicht. Ohne das verbindende Element der Luft könnte keine Saite, keine Glocke, kein Stimmband schwingen und klingen. Ohne Luft könnten uns nicht das sanfte Rauschen des Wassers, das Sausen des Sturmes, kein Donner und kein Vogelgesang erreichen. So gesehen sind Atem, Luft und Ohr eine wichtige Trinität im Leben. Meistens ist uns nicht klar, dass diese Trinität Lebensqualität, Lebensenergie und Lebensfreude vermittelt. Ohne Luft/Atem könnten wir weder lachen noch weinen. Im Zeitalter des Konsums fällt es schwer zu begreifen, dass die Anregung der Lebenskraft am leichtesten

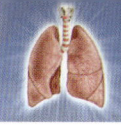

durch das anzuregen ist, was wir ohnehin als größte Heilkraft besitzen: durch den Atem, genauer: durch seine bewusste Kultivierung. Über den Atem können wir entsäuern, entschlacken, die Stimmung aufhellen, abnehmen oder zunehmen nach Bedarf, die inneren Organe massieren, die Durchblutung optimieren, die Sinneswahrnehmung verschärfen und Erleuchtung erlangen. Aber wir Menschen des Konsumzeitgeistes bevorzugen Stoffliches, das wir in den Mund stecken können oder komplizierte Techniken, die Bedeutsamkeit ausstrahlen. Einfach nur zu atmen – nein, das kann nicht sein! Dabei ist „einfach nur atmen" so schwer geworden, dass Menschen es erst wieder erlernen müssen, denn es bedeutet, den Atem frei strömen zu lassen. Weder strömt der Atem bei den meisten von uns, noch fällt es uns leicht, den Kontrollzwang aufzuheben und lassen ihn einfach strömen.

Ein- und Ausatmen sind das Natürlichste von der Welt, aber das ist zum Schwierigsten geworden. Die Folge davon ist, dass sich schon Kinder unrhythmisch bewegen, eine stockende Aussprache haben und ein Heer von Menschen über Schmerzen im Bewegungsapparat klagt. Da wir gewohnt sind, Symptome isoliert zu betrachten, fällt der Zusammenhang zwischen Atem, Sprache und Körperbewegung nicht auf. Der Atemtherapeut kümmert sich um den Atem, die Logopädin um die Sprache und der Orthopäde um den Bewegungsapparat. Kein Wunder, dass die Krankheiten trotz allen Spezialistentums permanent zunehmen. Selbst im Yoga wählt man den archaischen Hatha-Yoga als Inbegriff indischer Körperkultur, betrachtet ihn getrennt vom Prāṇāyāma-Yoga und richtet den Fokus auf die Körperposen (āsanas). Dabei sind die „āsanas" nichts ande-

res als sichtbar gemachter Atem. Der Körper folgt dem Atem, nicht der Atem dem Körper!

Was mag wohl der Grund sein, dass in Indien Bewusstseinsschulungen über Jahrtausende auf dem Atem aufbauten, ja, sogar eine Kunst des Atmens hervorbrachten? Was mag die lückenlose Genealogie von Zen-Meistern seit 2500 Jahren bewogen haben, auf dem Atem den Weg zur Einswerdung, zur Erleuchtung aufzubauen? Was mag die Tibeter seit 2000 Jahren veranlasst haben, die tiefgreifenden Erkenntnisse zu den Sterbephasen am Atem zu erforschen? Alle genannten Traditionen haben bis heute nichts an Aktualität verloren und sind immer noch wegweisend, wenn man einen seriösen Weg der Erkenntnis beschreiten möchte. Sicher ist es dabei notwendig, die Bildersprache und Meditationsanweisungen in unsere moderne Sprache zu übertragen. Aber das Wesentliche bleibt erhalten: Die Gesundung an Körper, Geist und Seele geschieht über den Atem. Was immer überliefert wurde, ist die Essenz generationenlanger Praxis. Das Besondere dieser Atemkunst liegt darin, dass die Qualitätsverbesserung des physischen Atems und seine Auswirkung auf die Heilung des gesamten Organsystems ein als selbstverständlich erachtetes Nebenprodukt ist. Das Hauptaugenmerk liegt auf der Möglichkeit, den Atem als körpereigenes Vehikel für die höchste Aufgabe des Menschen zu nutzen, die Kernfragen des Lebens zu lösen: Wer bin ich? Was sind Leben und Tod?

Im Westen lagen und liegen die Schwerpunkte vollkommen anders. Hier haben die verschiedenen Forschungen zum einen den physischen Ablauf der Atmung fokussiert und darauf solche wunderbaren Heilmethoden wie die viszerale Osteopathie, Kraniosakraltherapie

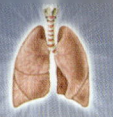
und viele verschiedene Atemtherapien aufgebaut. Zum andern verdanken wir dem westlichen Zugang zum Atem den Belcanto, den „Schöngesang", ohne den unsere Kunstmusik nicht denkbar ist. Ein Treppenwitz der Menschheitsgeschichte ist die Tatsache, dass die Grundlagen des Belcanto ausgerechnet auf der gigantischen Stimme des Kastratengesangs[2] aufbauen, ehe er von echten Männer- und Frauenstimmen übernommen wurde. Das große Faszinosum in der Entwicklung der Oper galt dem Stimmvolumen, das man mit einer kontrollierten Atemstütze, Bauch-, Flanken- und Brustatmung erreichen konnte. Die Errungenschaften des Belcanto beeinflussten schließlich die gesamte Kunstmusik und schufen die Strahlkraft, Virtuosität und technischen Raffinessen der Instrumente. Wir sehen, dass die westliche Kultur nicht minder wertvolle Erkenntnisse aus dem Atem und dem Atemsystem gewonnen hat wie die asiatische. Im Zuge der Globalisierung durchdringen sich diese Erkenntnisse, indem man bis in den Fernen Osten begeistert die westliche Kunstmusik pflegt und wir uns im Westen von den Weisheiten der Atemkunst und ihren Schulungswegen inspirieren lassen. Mir sind beide Bereiche vertraut, weil ich 20 Jahre lang begeistert Konzertsängerin war und im Konzertleben erleben durfte, wie heilsam der Atem im Gewand des Gesangs auf Menschen wirkt und ich mich schon seit meinem 16. Lebensjahr mit dem Atem-Yoga befasse. Die entscheidenden Erfahrungen zum spirituellen Aspekt des Atems verdanke ich allerdings der 13-jährigen Zen-Schulung unter der Zen-Meisterin Kôun-An Dôru Chicô Rôshi (Brigitte D´Ortschy). Durch sie wurde ich unter anderem auch in die Bedeutung der Bücher über den Tibetischen Bardo[3] eingewiesen.

In diesem Band ist somit ein weit gespannter Bogen zu erwarten. Es wird der spirituelle, künstlerische und therapeutische Aspekt gebührend bedacht. In meiner Behandlung steht daher nicht nur im Falle von Atemwegserkrankungen eine Anleitung zum bewussten Atmen im Vordergrund, sondern grundsätzlich bei chronischen Krankheiten. So wie es keine chronische Krankheit ohne Verdauungs- und Leberprobleme gibt, so wenig gibt es sie ohne Verflachung des Atems. Ist aber der Atem flach und hektisch, kann die natürliche Entsäuerung und Entgiftung des Organismus nicht stattfinden. Anstelle des ersten Griffs zu Entsäuerungsmitteln muss die natürliche und zudem kostenlose Organtätigkeit angeregt werden: die Steigerung der Atemtiefe und Atemweite. Das ist außerdem ein einfacher Weg, den Patienten klar zu machen, dass sie aktiv an ihrem Heilungsprozess mitzuwirken haben. Das positive körperliche Erlebnis macht Mut und regt die Lebenskraft an. Arzneimittel einzunehmen, sei es nun, um Atemwegserkrankungen zu heilen oder auch zu unterdrücken, ist keine wirkliche Lösung des Grundproblems, nämlich herauszufinden,

· warum sich die Krankheit an den Atemorganen manifestiert hat,

· welches Lebensthema hinter dieser Manifestation steht,

· welche Ebene des Themas Atem – körperlich, emotional, mental, spirituell – betroffen ist.

---

2 Kastraten waren Sängerstars des 16. – 18.Jh, die als Knaben kastriert wurden. Mehr darüber in meinem Buch „Miasmen und Kultur", siehe Literaturverzeichnis.

3 Bei uns wird es das „Tibetische Totenbuch" genannt. Aus meinen Erfahrungen entstand das Buch „Exkarnation – der große Wandel", siehe Literaturverzeichnis.

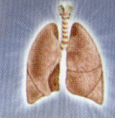

Die Erfahrung lehrt, dass notwendige Arzneien und Therapien auf einen fruchtbaren Boden fallen, wenn Patienten wieder tief und weit atmen können, das freie Sprechen und das Singen wieder entdecken.

Die Kapitel des Buches erlaube ich mir auf unkonventionelle Art einzuleiten: durch Zitate aus dem Atem-Lehrwerk (Anapanasāti-Sūtra) des Buddha Gautama, das sehr anschaulich zeigt, wie Buddha seine Schüler vor 2500 Jahren unterwies[4].

---

4 Die Übersetzung aus dem Vietnamesischen stammt von dem Zen-Meister Thich Nhat Hanh, siehe Literaturverzeichnis.

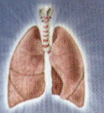
1. Die physischen Atemorgane

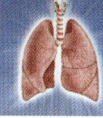

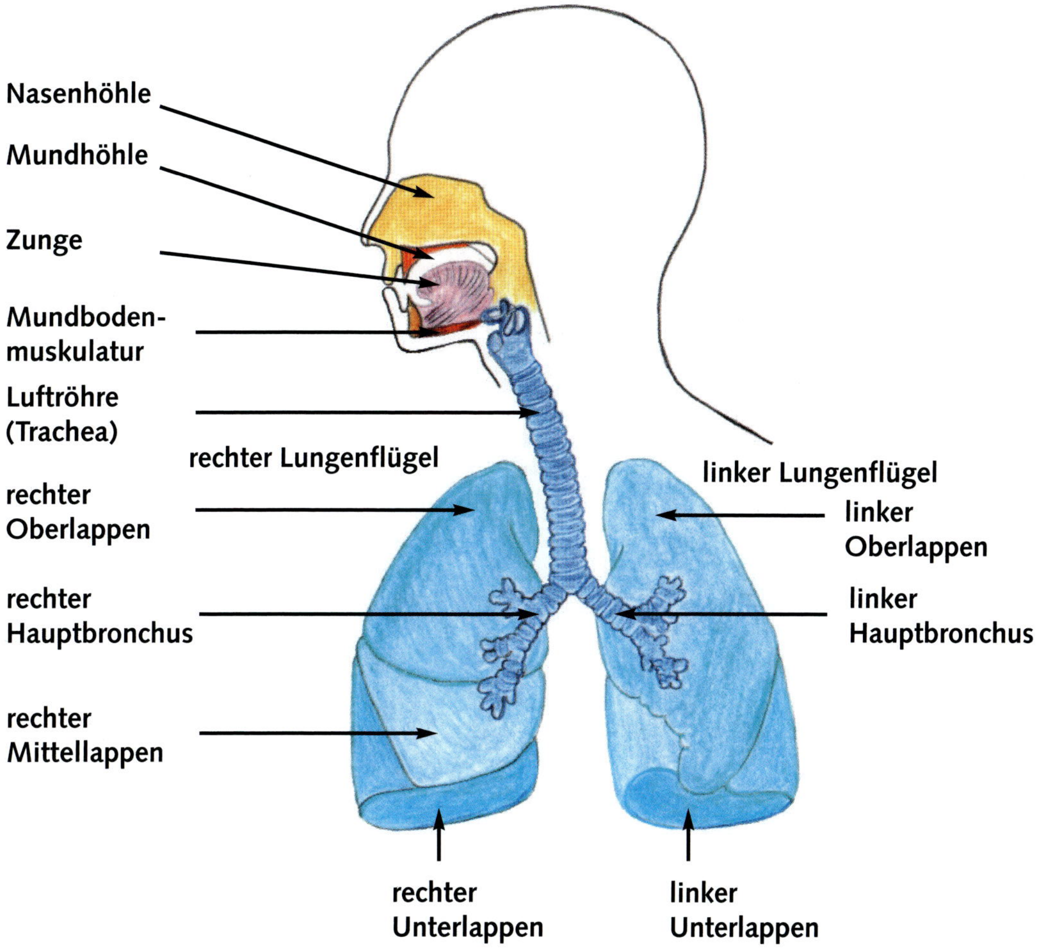

Nasenhöhle

Mundhöhle

Zunge

Mundboden-
muskulatur

Luftröhre
(Trachea)

rechter Lungenflügel

rechter
Oberlappen

rechter
Hauptbronchus

rechter
Mittellappen

linker Lungenflügel

linker
Oberlappen

linker
Hauptbronchus

rechter
Unterlappen

linker
Unterlappen

Abb. 1 Die Atemorgane

Abb. 1 zeigt uns in typischer Weise, wie wir im Westen Wissen vermitteln, nämlich einseitig. Wir sehen nur den Abschnitt vom Mundraum zur Lungenbasis, wo die eingeatmete Luft entlang streicht und nicht, wie mit Hilfe dieser Höhlen und Gefäße das Atmen funktioniert. Es fehlt das wichtigste Organ, das Zwerchfell, der größte Muskel, der alle Organe rhythmisch bewegt.

Ohne Zwerchfelltätigkeit verlieren die Lufttransportorgane ihren Sinn. Auch wenn es um das Atmen als physiologischen Vorgang geht, bleiben die wichtigen Atmungsinstanzen unerwähnt: die Zellatmung, die Haut und die kleinen Kapillarknäuel, in denen auch der letzte Sinn des Atmens organisch erfüllt wird. Stattdessen separieren wir diese Zusammenhänge und verteilen sie auf Spezialthemen wie Haut, Zellbiologie und Blutsystem. Dabei tut es Not, die mit dem Atem verbundenen Körperinstanzen im Blickfeld zu behalten, da wir heute mit schweren chronischen Krankheiten konfron-

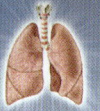

tiert werden, bei denen Zellatmung und Gasaustausch in den Kapillaren nicht mehr funktionieren. Der eingeatmete Sauerstoff wird nicht ausreichend verwertet, die Transportwege sind blockiert. Das Schlimme ist, dass selbst Sportler, Yoga-Lehrer, Sänger und Bläser, die beruflich den Tiefatem ausüben und ein großes messbares Atemvolumen vorweisen, dennoch an zellulärer Sauerstoffunterversorgung erkranken können.

Wollen wir also die Funktion der Atemorgane ganzheitlich betrachten, müssen wir zuerst das „Rhythmusinstrument" des Ensembles betrachten, das Zwerchfell, das in der medizinischen Literatur stiefmütterlich behandelt wird und nur in der Viszerale Osteopathie gebührend ins Bewusstsein gerückt ist.

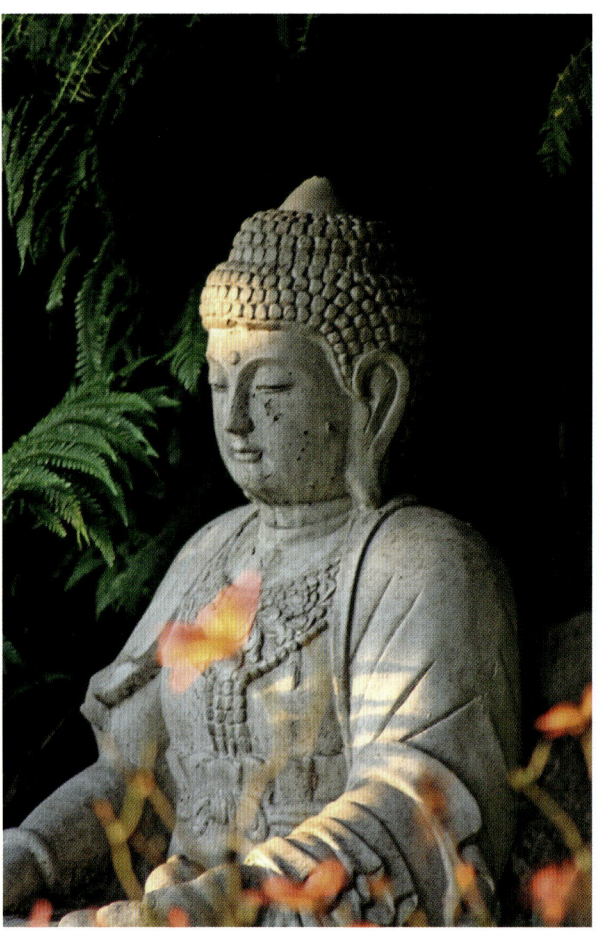

Ich atme ein, meinen ganzen Körper bewusst wahrnehmend.

Ich atme aus, meinen ganzen Körper bewusst wahrnehmend.

So übt er sich.

Buddha Gautama

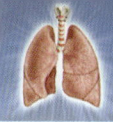
1.1   Das zentrale Zwerchfell

Der Titel verheißt, dass es nicht nur das bekannte Zwerchfell in der Mitte des Körpers gibt. In der Tat unterscheiden wir im Körper drei Zwerchfelle, Trennwände, nach oben oder unten gewölbte Kuppeln: die Schädelkuppel oder das Schädelzwerchfell (Kleinhirnzelt, Tentorium cerebelli), das Brustkorbzwerchfell, das die Körperhöhle in der Mitte trennt und das nach unten gewölbte Beckenbodenzwerchfell. Diese drei Zwerchfelle bewegen sich parallel zueinander.

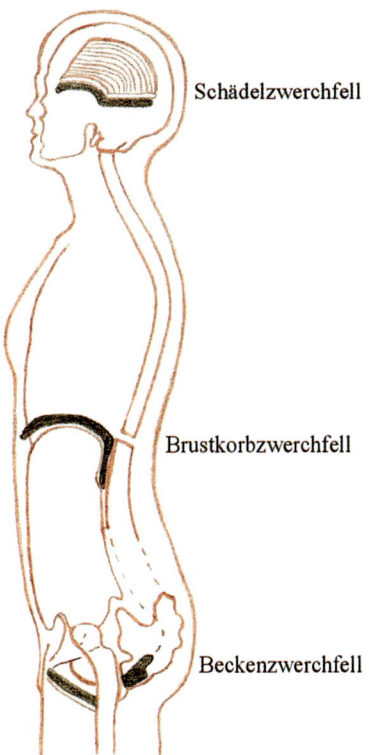

Abb. 2   Die drei Zwerchfelle

Eine freie symmetrische Bewegung dieser Strukturen ist die Grundvoraussetzung für die viszerale Bewegung, für eine regelmäßige Zirkulation der Flüssigkeiten und den Zellstoffwechsel. Die freie Bewegung ist eng mit der Regelmäßigkeit des primären Atemmechanismus und der Lungenatmung verknüpft. Die Symmetrie der Zwerchfellbewegungen hängt hauptsächlich von einer normalen Gelenkverbindung zwischen den Schädelknochen, zwischen Wirbeln und Rippen bzw. Becken und Hüfte ab, zudem von einem normalen Tonus der Halsmuskulatur für das Schädelzwerchfell, der Muskulatur an Wirbelsäule, unterem Rücken und Bauch für das Brustzwerchfell sowie für das Beckenzwerchfell der Muskulatur am Oberschenkel, unterem Rücken und ebenfalls Bauch. Eine Bewegungseinschränkung eines dieser Zwerchfelle beeinträchtigt auch die Bewegung der anderen beiden.

Brazzo, Viszerale Automobilisation

Die volle Bedeutung dieser Aussage kommt einem erst zu Bewusstsein, wenn wir uns fragen, was geschieht, wenn keine symmetrische Zwerchfellbewegung durch die Atmung ausgelöst wird, wenn die Gelenkverbindungen zwischen Wirbeln und Rippen, Becken und Hüfte nicht normal sind, wenn die Halsmuskulatur, die Rückenmuskulatur, die Bauchmuskulatur, der Quadrizeps verspannt sind? Breiten sich vor unseren Augen nicht viele Krankheitssymptome aus, die heute gang und gäbe sind und deren Zusammenhänge wir selten bis gar nicht erkennen, sondern alle einzeln behandeln – und das oft unter größten Mühen? Selbst wenn wir Beckenbodengymnastik verordnen, wird der Bezug zum

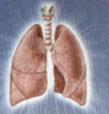

Brustkorbzwerchfell und Schädelzwerchfell ignoriert; selbst wenn wir Brain Gym-Übungen zur Gehirnintegration verschreiben, fehlt das Bewusstsein für die zwei unteren Zwerchfelle, weil wir übersehen, dass die primäre Atemtätigkeit den gesamten Körper oben, in der Mitte und unten mit bewegt. Das Gemeinsame ist die Atemfunktion oder Lebensfunktion. Sie verfügt über die meiste muskuläre Unterstützung. Ohne die Beweglichkeit des zentralen und wichtigsten Atemmuskels in der Körpermitte ist Leben und Überleben nicht möglich. Er steuert nicht nur den Atemfluss, sondern bewegt den Kreislauf und die Verdauung, denn durch die kolbenartige Aufwärts- und Abwärtsbewegung werden auch die inneren Organe rhythmisch bewegt. Das Ziel der Atmung ist die Sauerstoffversorgung aller Zellen und die Ausscheidung von Kohlendioxid über das Blut. Somit ist das Zwerchfell nach dem Herzmuskel der wichtigste Muskel im Körper.

In einem gesunden Organismus vollbringt das Zwerchfell etwa 18 Exkursionen pro Minute. Es bewegt sich jeweils um 4 cm nach oben und nach unten. In einer Stunde sind das mehr als 1000 Zwerchfellkontraktionen, an einem Tag mehr als 25000!

Brazzo, ebenda

Die Aussage dieses Zitats eröffnet uns wieder eine ungeahnte Verständnistiefe, diesmal für den Werdegang einer chronischen Krankheit. Bewegt sich das Brustzwerchfell mitsamt dem Schädel- und Beckenzwerchfell aus irgendwelchen Gründen nicht symmetrisch wie von der Natur vorgesehen, bedeutet das, dass die Disharmonie oder Asymmetrie oder Arrhythmie 25000 Mal pro Tag wiederholt wird. Wird der ungesunde Zustand nicht bemerkt und nicht behoben, heißt das, er wird Tag für Tag wiederholt!

Die Chronizität einer Krankheit beginnt also viel früher als wir allgemein lernen. Die Frage ist, wie sensibel spürt jemand in sich hinein und bemerkt die Unstimmigkeit? Welche Maßnahmen ergreift jemand, um das Unwohlsein zu beheben? Die meisten Menschen greifen zur Pille und setzen sich nicht hin, um wieder in einen gleichmäßigen Atem zu kommen – was das Natürlichste für den Organismus wäre. Mit der Wiederholung der unsymmetrischen Zwerchfellbewegung werden besonders die Verdauungs- und Ausscheidungsorgane in ihrer zellulären Eigenbewegung (Motilität) und die durch das Zwerchfell abhängige Bewegung (Mobilität) beeinträchtigt. Denken wir nur an die ernährungsbedingten Symptome wie das Roemheld-Syndrom, den Blähbauch, die Gasbildung im Darm, an Verstopfung oder Durchfall usw.

Das Zwerchfell ist der kräftigste Muskel und zugleich der, der am meisten im Körper bewegt. Er arbeitet ähnlich einer Pumpe und drückt dabei Leber, Milz und Darm zusammen, so dass das Blut aus den Organen gepresst wird und dadurch Blutstaus automatisch behoben werden. Die Zwerchfelltätigkeit belebt die Blutzirkulation in der Pfortader, in den Baucharterien und Bauchvenen und treibt den Blutkreislauf im Brustkorb an. Die Blutentleerung der Blutgefäße in Leber und Milz bewirkt weniger das Herz als das Zwerchfell, das auch die Lymphflüssigkeit in Richtung Brustkorb pumpt und die Darmzotten rhythmisch komprimiert, wo die Nährstoffe umgewandelt werden. Der Gallenfluss wird durch die Zwerchfelltätigkeit gelenkt, weil sie die Leber komprimiert und eine gute Leberdurchblutung gewährleistet. Auch diesbezüglich kommen wir zu dem Schluss: Anstatt sich auf die isolierten Leberwerte zu fixieren, ist es

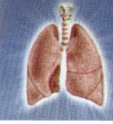

nötig, die Zwerchfellfunktion zu prüfen und zu verbessern durch bewusstes Atmen.

Nun ist das Zwerchfell nicht allein an der Atemmechanik beteiligt. Sein wichtigster Mit- und zugleich Gegenspieler ist die Bauchmuskulatur. Zusammen erweitern und verkleinern sie drei Durchmesser des Brustkorbs. Während der Einatmung sinkt das Zwerchfell nach unten und werden die unteren Rippen angehoben. Die Bauchmuskeln geben der Masse der Bauchorgane dabei den notwendigen Halt. Bei der Ausatmung steigt das Zwerchfell wieder nach oben. Durch die Kontraktion der Bauchmuskeln sinkt die untere Brustkorböffnung wieder nach unten; sie erhöhen den Druck im Bauchraum und drücken die Eingeweidemasse nach oben. Zwischen den Muskelkräften des Zwerchfells und der Bauchmuskulatur besteht ein dynamisches Gleichgewicht. Ersteres hilft beim Einatmen Brust- und Bauchraum zu erweitern, Letztere hilft beim Ausatmen die Räume wieder zu verkleinern.

Eine weitere Eigenheit des Zwerchfells sollten wir im Bewusstsein bewahren:

Die Qualität der Atmung sollte die drei Zwerchfelle synchron bewegen, da sie einen unmittelbaren Einfluss auf den so genannten „primären Atemmechanismus" hat. Damit ist die Beweglichkeit des Gehirns, des Rückenmarks, das Hin- und Herfließen des Liquors, die Beweglichkeit der Hirn- und Rückenmarkshäute, der Schädelknochen und die vom Willen unabhängige Beweglichkeit des Kreuzbeins zwischen den Darmbeinen zu verstehen.

Dem mittleren Zwerchfell fällt in diesen komplexen Bewegungsabläufen die Rolle des Dirigenten zu, der das große „Orchester" der an der Atmung beteiligten Körperfunktionen

harmonisch zusammenhält. Das ist nur möglich, wenn die Atmung „rundum" geschieht. Was eine Rundumatmung bedeutet, wird erst durch die Physiologie des Zwerchfells deutlich.

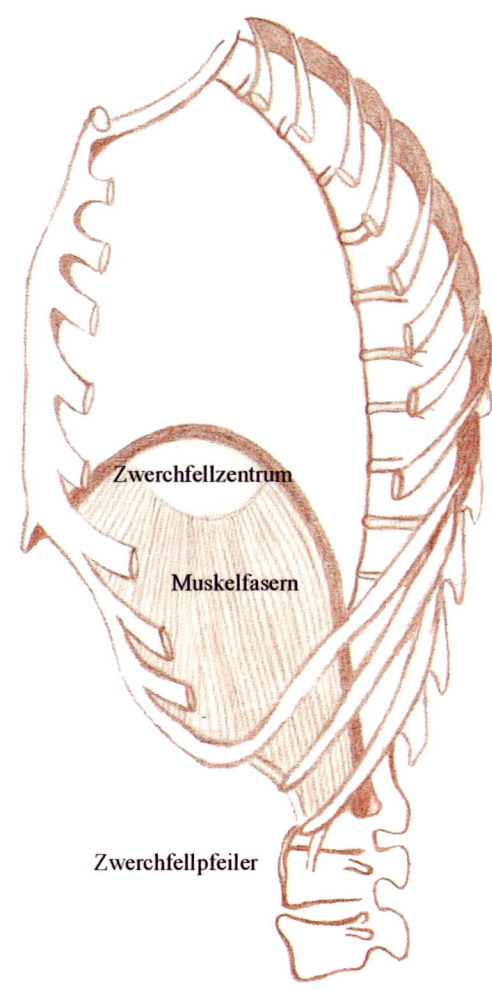

Abb.3a Seitliche Ansicht des Zwerchfells

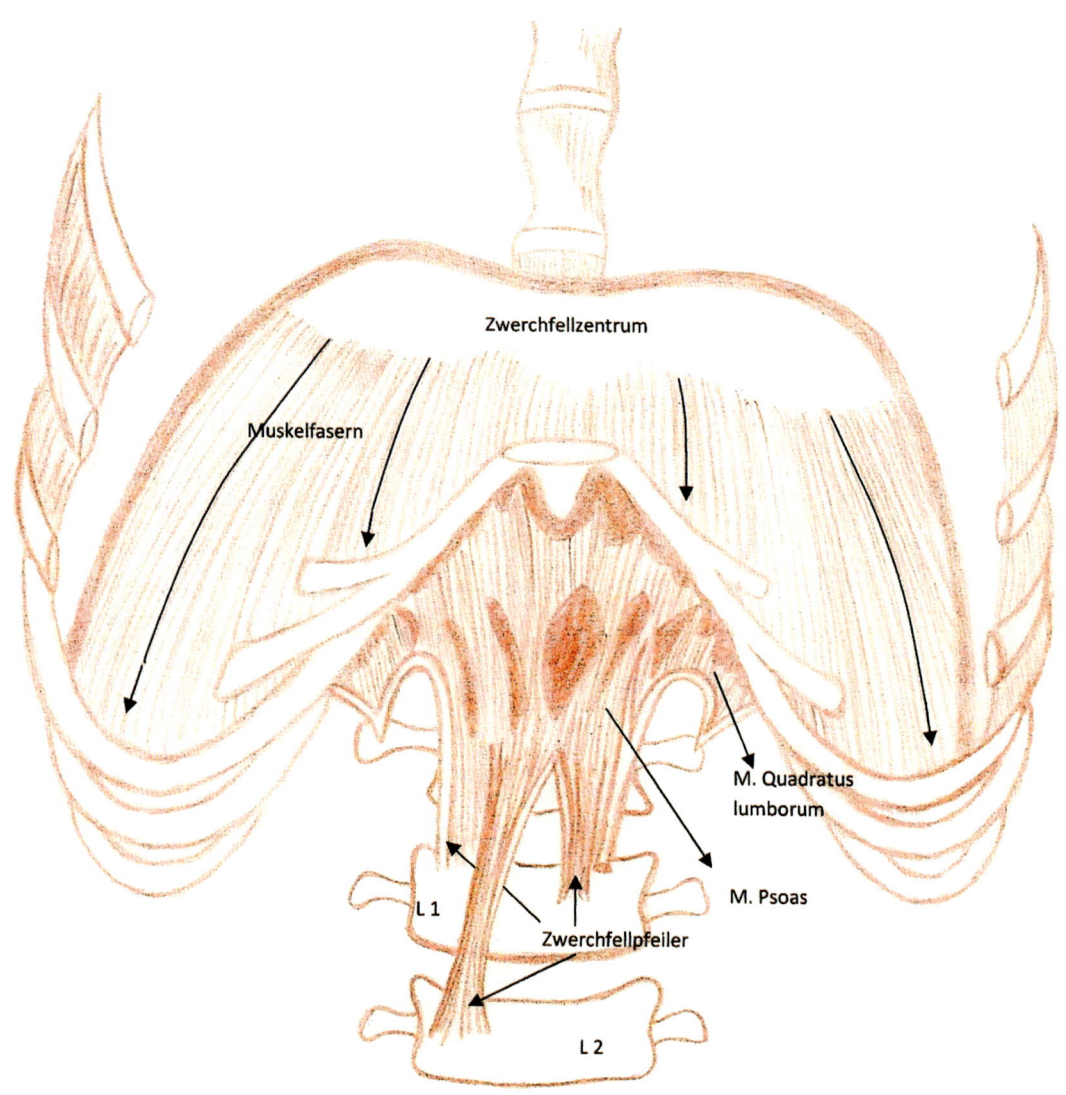

Zwerchfellzentrum

Muskelfasern

M. Quadratus lumborum

M. Psoas

L 1

Zwerchfellpfeiler

L 2

Abb.3b Frontale Ansicht des Zwerchfells

Der Zwerchfellmuskel bildet eine nach oben gewölbte Kuppel. Von der Seite gesehen (siehe Abb.3a) reicht die Kuppel hinten weiter nach unten als vorne und ist innen pfeilerartig an den Lendenwirbeln 1 und 2 befestigt. In Abb. 3b rechts sehen wir die Muskeln Psoas und Quadratus lumborum angegeben. Der Psoas hat seinen Ursprung an der Wirbelsäuleninnenseite vom 12. Brustwirbel an entlang aller fünf Lendenwirbel. Sein Ansatz befindet sich auf der Höhe des Schambeins auf der Innenseite des Oberschenkelknochens (Rollhügel).

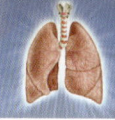

Der Psoas wird in der Angewandten Kinesiologie dem Nierenmeridian zugeordnet. Interessant ist, dass bei fast allen Atembeschwerden durch asymmetrische oder insuffiziente Zwerchfelltätigkeit der Muskeltest des Psoas eine Schwäche des Nierenmeridians anzeigt. Werden zum Beispiel die neurolymphatischen Punkte oberhalb des Kreuzbeins bei L1 und L2 massiert, um die Blockade zu lösen, atmet der Patient fast augenblicklich freier und tiefer, denn die Lösung betrifft den Zwerchfellansatz in dieser Wirbelsäulenregion. Ist der Psoas auf diese Weise gestärkt, wirkt sich das wiederum auf die gesamte Lendenwirbelsäule aus, da er ja an allen fünf Wirbeln befestigt ist. Schließlich wirkt sich die Lösung der Blockade von Psoas und Zwerchfell auch noch positiv auf das Hüftgelenk aus, indem der Patient im Stehen oder Liegen wieder schmerzfrei die Beine nach außen drehen kann.

In der Praxis habe ich oft den Zusammenhang zwischen Hüftproblemen gerade bei Frauen im Klimakterium, zu flacher, unrhythmischer Atmung und Steifigkeit im LWS-Bereich beobachten können. Kennt man die Zusammenhänge, muss die Patientin nicht zu mehreren Fachleuten gehen, sondern kann die Ursache selber beheben, indem sie entsprechende Atemübungen durchführt und natürlich auch das psychische Thema bearbeitet, das hinter dem Psoas bzw. dem Nierenmeridian steht: Sicherheit – Unsicherheit, Angst – Mut und Emotionen auszudrücken.

Eine weitere Thematik verbirgt sich hinter dem Muskel Quadratus lumborum, der, wie der Namen schon angedeutet, im Lumbalbereich wirksam ist. Sein Ursprung ist entlang dem oberen Rand des Darmbeinkamms und an den Querfortsätzen des 4. und 5. Lenden-

wirbels. Der Ansatz ist an den Querfortsätzen von L 1- 3 und an der 12. Rippe. Seine Kontraktions- und Extensionskräfte sind also gegenläufig zum Psoas. Der Quadratus lumborum wird in der Angewandten Kinesiologie dem Dickdarmmeridian zugeordnet. Liegt eine Blockade vor und werden zum Beispiel die neurolymphatischen Punkte bei L5 bzw. auf dem Kreuzbein massiert, können wir wiederum beobachten, wie der Patient sofort freier und tiefer atmet. Die Lösung der Blockade hat allerdings hier noch eine andere Wirkung, denn beim Dickdarmmeridian geht es um das Thema Loslassen und Ausscheiden. Ist der Quadratus lumborum blockiert wie zum Beispiel bei Verstopfung, finden wir gleichzeitig das Symptom der Ausatemschwierigkeit. Der Patient atmet ein, staut zu viel Luft und kann zu wenig Luft ausatmen. So kommt es zu einer zu hohen Kohlendioxid-Belastung im Blut und einer Sauerstoff-Unterversorgung in Blut, Zellen und Organen. Auch in diesem Fall könnte der Patient mehrere Fachleute aufsuchen, ohne dass Heilung wirklich stattfindet, weil die Zusammenhänge meistens nicht erkannt werden: Zwerchfellatmung, Darmausscheidung, Beweglichkeit der Hüfte. Der Quadratus lumborum wird zum Beispiel aktiv, wenn wir aufrecht stehen, die Füße eng beieinander stellen und die Hüften seitlich wiegen. Ist der Muskel blockiert bzw. energieschwach, verliert man leicht die Balance und möchte kompensatorisch die Füße weit stellen. Das Thema hinter der Muskel-Entsprechung des Dickdarmmeridians ist: wie oben, so unten, wie innen, so außen. Wie verdaut man Eindrücke? Was darf losgelassen werden? Welche Ziele sind vor mir? Welchen Selbstwert lebe ich? Welchen Standpunkt nehme ich in meinem Leben ein? Wie verwirkliche ich mich?

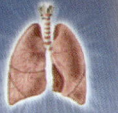

Interessant ist, dass Lunge und Dickdarm als Funktionskreis sowohl in der angewandten Kinesiologie als auch in der Chinesischen Medizin in Betracht kommen und deshalb immer zusammen therapiert werden. Davon später mehr!

Kehren wir zurück zu Abb. 3 a und b. Vom Zwerchfellzentrum, dem höchsten Punkt der Kuppel aus verlaufen die Muskelfaszien strahlenförmig zum Rand der unteren Brustkorb-öffnung und setzen an der Innenseite der Rippenknorpel, an den Enden der 11. und 12. Rippe und an den Bögen, die die letzten drei Rippen miteinander verbinden, an. Ziehen sich die Muskelfasern zusammen, senken sie das Zwerchfellzentrum und vergrößern so den Längsdurchmesser des Brustkorbs. Zur Verdeutlichung der Zwerchfellthematik schauen wir uns Abb. 4 an:

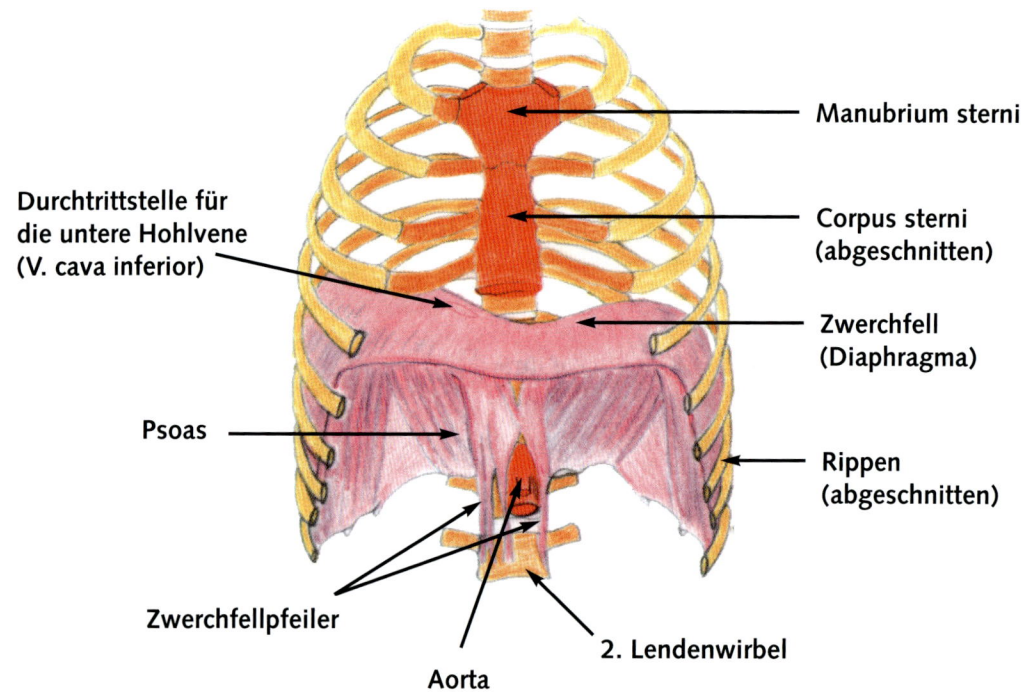

Abb. 4 Die Lage des mittleren Zwerchfells

Hier sind zwei weitere Aspekte zu erkennen, die für die ganzheitliche Betrachtung des Atemsystems wichtig sind: Die rechte Kuppelseite des Zwerchfells ist etwas höher als die linke, denn darunter befindet sich die Leber, ein zwar schwammartiges Organ, das sich leicht durch die Zwerchfelltätigkeit bewegen lässt, aber auch viel Platz braucht. Unter der linken Kuppelseite befinden sich die linken Leberlappen und die Milz, weiter hinten die linke Niere. Diese Organe sind von der Zwerchfellatmung unmittelbar abhängig. Sie vertragen

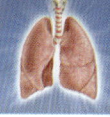

keinerlei Stau und werden durch eine gute Atmung ebenfalls zu einer Art Atembewegung stimuliert. Wenn man einatmet und sich das Zwerchfell senkt, wird das Blut aus diesen Organen herausgepresst. Beim Ausatmen und der Hebung des Zwerchfells sind die Organe bereit, wieder Blut aufzunehmen. Wird die Atmung flacher infolge mangelnder Körperbewegung oder Stressbelastung im Beruf, kommt es zu Blutstaus in Leber und Milz und es tauchen vielerlei unklare Symptome auf, weil man die Beziehung zur Atmung nicht erkennt.

Wenn von der Notwendigkeit einer symmetrischen Bewegung der drei Zwerchfelle gesprochen wird, das Hauptzwerchfell aber selbst nicht symmetrisch gebaut ist, können wir uns vorstellen, dass die Druckverhältnisse verschieden sind und die Leber auf der rechten Seite wesentlich mehr Druck erfährt als links. Das bedeutet, dass die rechte Leberseite besonders abhängig von einer Zwerchfellatmung ist, weil sie mehr Volumen und Blut hat. Die „Leber-Massage" durch eine gleichmäßige Zwerchfellatmung ist unabdingbar für die Gesunderhaltung des größten Stoffwechselorgans!

In Abb. 4 sehen wir noch etwas Wichtiges: die Rippen des Brustkorbs. Ihr knöcherner Teil geht in einen Knorpelteil über, der am Sternum befestigt ist. Bei der Zwerchfellatmung werden die Rippen beim Einatmen sowohl gedehnt als auch angehoben, um dreidimensional in Höhe, Breite und Durchmesser den Brustraum zu weiten. Nun gibt es nicht wenige Patienten, die über vermeintliche Herzschmerzen klagen und leider mit Verdacht auf Herzinfarkt in die Maschinerie kardiologischer Untersuchungen geraten, ohne dass man dort den Verdacht bestätigt findet. Viel häufiger handelt es sich um eine „Chondropathia tuberosa[5]", eine schmerzhafte Schwellung der Rippenknorpel am Sternalansatz der 2. und 3. Rippe oder am Übergang von Knochen zu Knorpel der 2. und 3. Rippe rechts oder links. Die Schmerzen können bei jedem Einatemzug heftig sein und in den linken und/oder rechten Arm ausstrahlen. Treten sie linksseitig auf, erinnern die Schmerzen an Herzstechen. Aber der Herzrhythmus oder gar der Herzmuskel werden davon nicht betroffen. Schulmedizinisch gibt es für die Schwellung der Rippenknorpel keine Erklärung, weil man nur das lokale Symptom fokussiert und keine Zusammenhänge sucht. Forscht man aber in der Lebenssituation des betroffenen Patienten nach, ergeben sich nachvollziehbare Zusammenhänge und einfache Behandlungsmethoden. Zum einen kann mittels Neuraltherapie (Quaddelung) die lokale Schwellung abgebaut werden. Zum andern muss die Symmetrie der Zwerchfellatmung überprüft werden. Wenn nämlich jemand zu lange eine sitzende Tätigkeit ausübt – was heute häufig zu 80 % am Tag geschieht – und keinen Ausgleich durch Tiefatem schafft, verflacht nicht nur der Atem, er wird auch einseitig. Eine starke Versäuerung von Blut und Gewebe trägt zu Entzündungs und Schwellungsbereitschaft bei. Unbewusst nimmt die Person eine Schonhaltung ein. Die Schmerzen tauchen sinnigerweise gerade dann auf, wenn der Organismus in die Phase der Entspannung, Entschlackung und Entsäuerung gelangt wie zum Beispiel beim Fasten oder bei sonstigen kurmäßigen Anwendungen. Auch wenn die Person wieder beginnt, bewusst zu atmen, können die Schmerzen auf-

5 Auch „Tietze-Syndrom" genannt nach Alexander Tietze (1864-1927, Breslauer Chirurg)

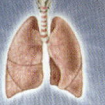

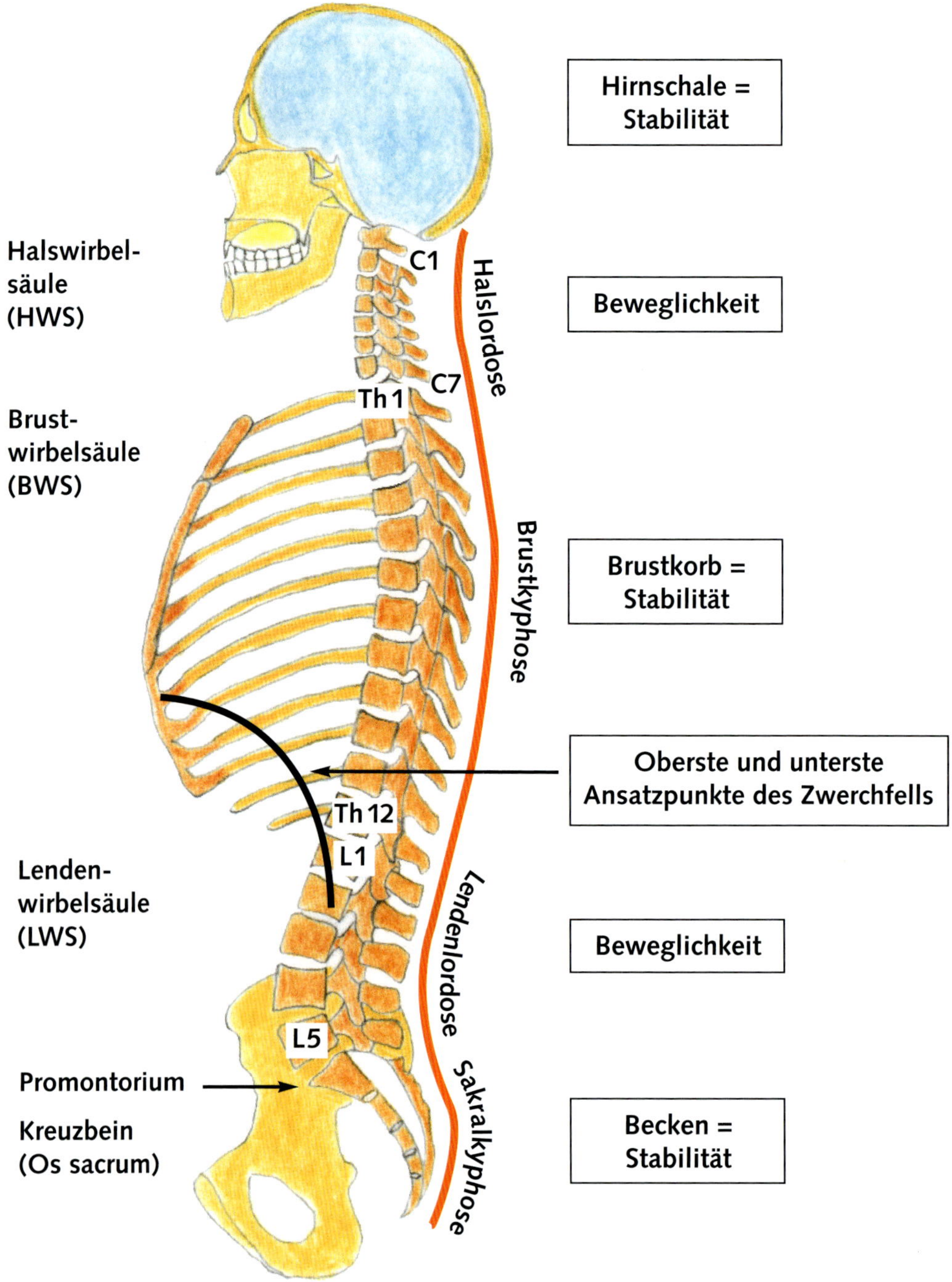

Hirnschale =
Stabilität

Halswirbel-
säule
(HWS)

C1

Halslordose

Beweglichkeit

C7

Th 1

Brust-
wirbelsäule
(BWS)

Brustkyphose

Brustkorb =
Stabilität

Oberste und unterste
Ansatzpunkte des Zwerchfells

Th 12

L 1

Lenden-
wirbelsäule
(LWS)

Lendenlordose

Beweglichkeit

L 5

Promontorium

Sakralkyphose

Kreuzbein
(Os sacrum)

Becken =
Stabilität

Abb. 5   Die Segmente der Wirbelsäule

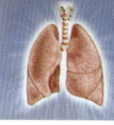

treten, weil dadurch die Schonhaltung aufgegeben wird.

Zusammenfassend zum Thema des wichtigsten Atemmuskels möchte ich ins Bewusstsein bringen, wie eng unser Bewegungsapparat mit der Atmung verbunden ist. Alles im Körper ist auf Synergien und Rhythmen aufgebaut. Ein Grundrhythmus zeichnet sich durch das Wechselspiel der Kräfte aus wie Spannung – Entspannung, Verdichtung – Verdünnung, Kontraktion – Extension oder Festigkeit – Beweglichkeit. Das gilt auch für unsere Wirbelsäule.

In Abb. 5 können wir die polaren Kräfte erkennen, die das Wunderwerk unserer Wirbelsäule widerspiegeln. Wäre sie kerzengerade, verlöre sie die Biegsamkeit und Flexibilität, die ihr der Wechsel von Lordose und Kyphose ermöglicht. Zudem ist es der Wechsel von stabilen und besonders beweglichen Wirbelsäulenabschnitten, der unsere Körperstatik und aufrechte Körperhaltung rhythmisiert. Wir sehen in Abb. 5, dass das mittlere Zwerchfell Brust- und Lendenwirbelbereich miteinander verbindet und durch seine kolbenartige Aufwärts- und Abwärtsbewegung ein Höchstmaß an Organmobilität ermöglicht.

Bedenken wir, wie viele Menschen über Verspannungen in der Halswirbelsäule, über Rückenschmerzen und Steifigkeit im Kreuzbeinbereich klagen, dürfte klar sein, dass hier in der Regel sowohl die Rhythmik der Wirbelsäulensegmente als auch die des Atmens gleichermaßen gestört sind und es nicht ausreicht, nur die Muskeln oder nur den Atemvorgang therapeutisch anzugehen. Es bewirkt schon viel Gutes, wenn wir als Therapeuten ganzheitlich denken und die Zusammenhänge erkennen. Soviel sei schon an dieser Stelle gesagt: Ohne auf die Qualität der Atmung bei einem

Kranken zu achten, bleiben viele Therapien unvollständig.

1.2 Die Organe der Luftbewegung

Im Atemsystem unterscheiden wir Organe, die die Atembewegung ausüben, von denen, die die Atemluft führen. Wie zu Abb. 1 angemerkt, werden wir im Physiologieunterricht normalerweise als erstes mit den luftführenden Organen wie Nase, Mund, Luftröhre, Lungen und Bronchien vertraut gemacht und nicht mit dem Zwerchfell. Nachdem wir aber ausführlich den wichtigsten Atemmuskel besprochen haben, wenden wir uns nun den Organen zu, durch die die angesogene, sauerstoffreiche Luft in den Körper hereinströmt und durch die die kohlendioxidreiche Luft den Körper verlässt. In diesem Prozess des Einatmens und Ausatmens geschehen existenziell wichtige Prozesse für das Leben schlechthin, denn der hauptsächliche Sinn des Atmens ist die Sauerstoffversorgung des Organismus.

1.2.1 Die Nase

Die Verbindung der Außenwelt mit der Innenwelt geschieht an erster Stelle durch die Nase, in der die Luft erwärmt und gereinigt wird. Sie ist das zentrale Organ für den Einatemvorgang und ist zugleich mit dem ältesten Teil des Gehirns, dem Riechhirn verbunden. Riechen können heißt, potenziell gute Instinkte zu besitzen. Ist der Geruchssinn gestört wie beispielsweise als Folge der Chemotherapie bei Krebserkrankungen, bedeutet das wesentlich mehr als nicht mehr Düfte und Gerüche wahrnehmen zu können. Es bedeutet Orientierungsverlust und Unvermögen, Gefahren einzuschätzen. Ein typisches Zei-

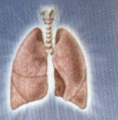

chen von Desorientierung und Fehleinschätzung ist zum Beispiel die Hinnahme von einer Chemo- und Strahlentherapie, obgleich erwiesen ist, dass sie den Organismus schädigen und nicht heilen. Kommt noch der Verlust des Geschmackssinn hinzu, fehlt auch die Unterscheidungsfähigkeit, was einem gut tut und was nicht. Man nimmt kritiklos alles in den Mund bzw. zu sich herein, ohne zu prüfen und begibt sich damit in eine Opferrolle.

Der Volksmund spricht im übertragenen Sinne von einer „guten Nase", denn sie wittert, spürt über die Schwingungen, ob „die Luft rein" ist, das heißt, frei von Gefahren. Für den Atemvorgang ist das bedeutsam, denn der Einatemvorgang wird verlangsamt und vertieft, wenn wir durch die Nase einatmen. Je bewusster man auf diese Weise einatmet, umso besser kann sich das Zwerchfell rundum senken und umso besser ist unsere Sinneswahrnehmung. Eine geschärfte Sinneswahrnehmung über die Nase ist notwendig für das Immunsystem. Der Nasenrachenraum (Epipharynx) gehört zu den Atemwegen, aber beherbergt auch die

Rachenmandeln (Tonsillen) und damit eine wichtige Instanz des Immunsystems. Er sollte frei von Verschleimung sein. Wenn wir aber bedenken, wie häufig schon kleine Kinder unter ständiger Verstopfung der Nase und Verschleimung des Nasenrachenraumes leiden, ist nicht verwunderlich, dass hier schon die Grundlage für einen flachen Atem gelegt wird. Wer verschleimt ist, muss durch den Mund ein- und ausatmen, was unangenehm ist, weil die Atemluft nicht genügend erwärmt werden kann und die Sogkraft über den Mund nicht so stark ist wie über die Nase. Eine freie Nase ist somit unbedingt in der Therapie anzustreben, um sowohl die physische Atmung als auch die Instinkte und das Immunsystem in erster Instanz anzuregen.

In der miasmatischen Therapie chronischer Krankheiten dienen besonders die Färbung und Konsistenz der Nasensekrete der Orientierung, welche miasmatische Schicht oder Ebene aktiv ist. Sie zeigen, wie tief eine Krankheit in den Organismus eingedrungen ist und im Heilungsprozess, wie die Krankheit von

Psora	milchig-weißes Sekret oder wässriges durchsichtiges Sekret
Tuberkulinie/Skrofulose	grünlich-weißes, undurchsichtiges Sekret
Primäre Sykose	weiches dottergelbes Sekret, nicht wundmachend
Sekundäre Sykose	fadenziehendes, schmutzig-gelbes Sekret, wundmachend
Tertiäre Sykose	braune, blutig-braune Borken
Syphilinie	Geschwürbildung in Schleimhaut, Knorpel oder Knochen

innen nach außen im Begriff ist, den Körper zu verlassen:

Der abwärts gerichtete Pfeil weist auf den chronischen Prozess der Krankwerdung, der ein Prozess der Eintrocknung ist. Der aufwärts gerichtete Pfeil zeigt den Heilungsweg, ein Prozess der zunehmenden Befeuchtung. Die Nase

mit ihren verschiedenen Sekreten gewährt den Blick in innere Prozesse; sie ist, wie noch zu sehen sein wird, der „Öffner der Lunge".

1.2.2 Der Mundraum und Kehlkopf

Im entspannten Zustand atmen wir durch die Nase ein und aus. Bei mittlerer körperlicher

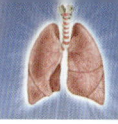

Anstrengung atmen wir durch die Nase ein und durch den Mund aus. Bei großer körperlicher Anstrengung wie etwa beim schnellen Laufen wird durch den Mund ein- und ausgeatmet. Die größte Bedeutung kommt dem Mundraum allerdings wegen des Sprechvermögens zu. Sprache und Gesang geschehen beim Ausatmen durch den Mund. Zu dem rein physiologischen Sinn der Atmung, der Sauerstoffversorgung und der Energiegewinnung in den Körperzellen gesellt sich der Inbegriff des Menschseins, um Kultur und Kunst hervorzubringen: die Sprache. Dazu hat die Natur die Zunge im Mundraum zu einem Präzisionsinstrument der Artikulation von Vokalen und Konsonanten entwickelt und das Wunderwerk des Kehlkopfs (Larynx) mit seinen Stimmbändern (Ligamenta vocalia) erschaffen. Es ist unfassbar, was die kleinen Stimmbänder leisten können. So kann eine menschliche Singstimme einen Konzertsaal, eine kultivierte Sprechstimme einen Theatersaal füllen und ein großes Orchester übertönen. Jede Kultur auf unserer Erde zeichnete sich zunächst durch eine mündliche Tradition aus, in der Erkenntnisse, Mythen, historische Ereignisse und Lieder „von Mund zu Mund", von Generation zu Generation weitergegeben wurden. Die Schriftkultur kam immer sehr viel später.

Der Kehlkopf hat zwei Hauptaufgaben: Er dient der Stimmbildung, wobei die Tonhöhe von der Länge und Spannung der Stimmbänder abhängt. Der Kehldeckel (Epiglottis) schließt beim Schlucken den Luftweg, damit die Speise durch die Speiseröhre fließt und ein „Verschlucken" verhindert wird.

Der Sitz des Kehlkopfs ändert sich im Laufe des Wachstums. Er sitzt beim Kleinkind höher als beim Erwachsenen, weshalb Kinder eine hohe Stimmlage mit sehr E- und Ä-betonten Lauten haben. In der Pubertät kommt es beim Knaben zu einem starken Wachstum des Kehlkopfs und dessen Absenkung, wobei die Stimmbänder länger werden und die Tonlage dadurch tiefer. Bei Mädchen senkt sich ebenfalls der Kehlkopf, aber er wächst weniger stark, wodurch der „Stimmbruch" bei ihnen verhaltener ist als bei Jungen. Der männliche Stimmbruch ist ein gravierender Prozess in der Reifung des Mannes. Die Stimme sinkt vom Sopran in die männliche Stimmlage des Tenors, Baritons oder Basses.

Wie gut Stimme, Sprache und Gesang ausgeprägt sind, hängt von der Qualität der Zwerchfellatmung ab. Damit die Stimme „trägt", muss sich die Stimmritze schließen und der Luftstrom die Stimmlippen in Schwingung versetzen. Ist die Stimmritze nicht gut geschlossen, entsteht so genannte „wilde Luft", das heißt eine verhauchte Stimmgebung, die schnell Heiserkeit und Stimmbandentzündungen verursacht. Die meisten Probleme der Stimmgebung und des Sprachausdrucks beruhen auf mangelnder „Atemstütze", das heißt ungenügendem Druck auf die Stimmbänder. Das wiederum ist die Folge einer schlaffen Zwerchfelltätigkeit.

Wie im Falle der Probleme der Rückenmuskulatur, der Hüftgelenke und der Lendenwirbelsäule sollten wir auch bei Problemen des Stimm- und Sprachausdrucks an erster Stelle die Atmung des Patienten prüfen und nicht sofort Arzneimittel repertorisieren. Es steht außer Zweifel, dass alle chronischen Stimmprobleme auch psychische Ursachen haben können.

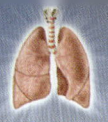

1.2.3 Die Luftröhre und der Bronchialbaum

Die Luftröhre ist in gewisser Weise eine Wiederholung der Wirbelsäule, denn sie hat stabile und bewegliche Elemente, um sich den Anforderungen der Atmung anzupassen. In ihrer Epithelschicht sind viele schleimbildende Becherzellen eingelagert. Wird zu viel Schleim produziert, sorgt das Flimmerepithel dafür, dass er in Richtung Rachen abtransportiert wird. Schauspieler und vor allem Sänger fürchten die erhöhte Schleimproduktion, weil sie den Reflex des Räusperns auslöst, der natürlich bei einer künstlerischen Darbietung nicht angebracht ist. Wenn daher von der „Freihaltung des Rachens von Schleim" in diesen Berufskreisen die Rede ist, ist damit eben die Schleimbildung in der Trachea gemeint, weshalb man in der Ernährung peinlich darauf achtet, schleimbildende Nahrung wie Käse oder Schokolade und die Schleimhaut ausdörrende Speisen mit Essig oder scharfen Gewürzen ein paar Stunden vor dem Auftritt zu vermeiden.

Die Knorpelspangen der Trachea sorgen für den Halt und garantieren die Luftdurchgängigkeit bei wechselndem Luftdruck durch die Zwerchfellbewegung. Sie erlauben auch die Anpassung an die Kopfbewegungen in alle möglichen Richtungen und an die Größenveränderungen der Lungen bei der Atmung.

In der Höhe des 4. Brustwirbels teilt sich die Luftröhre in einen rechten und linken Stammbronchus auf. Die Stammbronchien verzweigen sich in immer feinere Bronchien, bis die Endbronchiolen in die Alveolargänge und diese schließlich in die Alveolen münden. Es

drängt sich einem das Sinnbild eines umgekehrten Baumes auf – die Luftröhre entspricht dem Baumstamm, die Bronchialäste bilden das Baumgeäst und die Lungenbläschen das Blattwerk.

Aber während der Baum in der Außenwelt von Luft umgeben ist, ist die Lunge davon erfüllt. Während das Blatt des Baumes Kohlensäure aufnimmt und Sauerstoff abgibt, nimmt die Lunge Sauerstoff auf und gibt Kohlensäure ab. – Baum und Lunge ergänzen sich gegenseitig. Die Lunge könnte ohne den Sauerstoff des Baumes ihre Atemfunktion nicht erfüllen; der Baum könnte ohne die von Menschen (und Tier) ausgeatmete Kohlensäure seine Stofflichkeit nicht aufbauen.

Lunge und Baum stehen nicht nur in umgekehrtem Verhältnis zueinander, sie zeigen auch vergleichbare Eigenschaften. Baum und Lunge reagieren in gleicher Weise auf die Verunreinigung ihres gemeinsamen Elements, der Luft.

Holtzapfel, Im Kraftfeld der Organe

In der Tat können wir die Parallele von Waldschäden und Zunahme von Atemwegserkrankungen heute mehr denn je beobachten, weil der saure Regen das Mikroklima erheblich mehr beeinträchtigt als man öffentlich bekannt gibt. Die häufige Inversions-Wetterlage tut ein Übriges, Bäume und Menschen krank werden zu lassen. Man holzt weiterhin täglich Urwälder in Hektargröße ab und entfernt damit Stück um Stück die Lungen der Erde. Einstweilen verdrängt man noch die Tatsache, dass Wald und Mensch wie oben in dem Zitat beschrieben einander bedingen. Wohnt

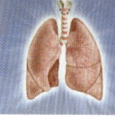

man in der Nähe eines intakten Waldes, kann man noch erleben, was eine sauerstoffreiche, würzige und heilsame Luft ist.

Eine Besonderheit soll im Zusammenhang mit den Bronchien noch erwähnt werden: Die Blutversorgung der Bronchien, genauer ihre Sauerstoffversorgung. Sie können nicht vom Lungenkreislauf versorgt werden, denn die Lungenarterien führen sauerstoffarmes Blut. Die Lungenvenen führen dagegen sauerstoffreiches Blut, aber haben zu wenig Blutdruck, um die Bronchien mit Sauerstoff zu versorgen. Aus der Brustaorta entspringen daher die Bronchialarterien (Aa.intercostales), die sich wie der Bronchialbaum immer weiter und feiner aufteilen. Die Verzweigung der Gefäße entspricht der Verzweigung der Bronchien.

 Damit im Lungenkreislauf das Blut optimal mit Sauerstoff angereichert und die feinsten Gefäße durchblutet werden können, bedarf es einer intakten Atmung und einer minimalen Verschleimung bzw. Verunreinigung der Atemwege.

1.2.4 Die Lungen

Indem wir das paarige Organ näher betrachten, lernen wir auch die Heimat des Bronchialbaumes kennen. Die beiden Lungenflügel füllen perfekt den Raum im Brustkorb aus, der zwischen Herz und Zwerchfell zur Verfügung steht. Sie sind unten der Zwerchfellkuppel angepasst und sitzen ihr rundum auf, sodass die Unterseite der Lungen konkav gewölbt ist. Die linke Lunge ist kleiner als die rechte. Die Außenseiten der Lungenflügel sind an den Rippen angewachsen. Die Lungenflügel werden somit direkt durch die Zwerchfellbewegun-

gen der Atmung bewegt, das heißt gedehnt und zusammengezogen (siehe Abb. 6 auf der nächsten Seite).

Das Besondere der beiden Lungenflügel wird in der einschlägigen Literatur nur als isoliertes Faktum hingenommen, nämlich, dass die rechte Lunge aus drei Lappen, die linke aus zwei Lappen besteht. Intellektuell kann man argumentieren, dass links nicht mehr Platz sei, um die Lunge symmetrisch auszubilden. Aber der menschliche Organismus ist keine Maschine, sondern ein Wunderwerk von Proportionen, harmonikalen Gesetzen, Kreisläufen und Synergien, die in Klängen und Farben ausgedrückt werden können. Nichts in der Natur ist ohne die Gesetze der Proportionen manifestiert. Wir können noch so sehr durch Willen diese Gesetze ignorieren und verletzen und uns auf diese Weise in immer schwerere Krankheiten manövrieren. Aber letztlich suchen wir Heilung, und Heilung ist Ordnung, und Ordnung ist Proportion. Der Organismus ist ein perfektes Orchester, in dem jedes Organsystem seine Stimme/Schwingung/Proportion innehat und als Detail perfekt mit dem Ganzen verbunden ist. Greifen wir ein Detail heraus, spiegelt sich darin das Ganze und im Ganzen können wir die Details der rhythmischen und proportionalen Beziehung erkennen – wenn wir denn nicht nur mit dem winzigen Teil des Bewusstseins, dem Intellekt an diese Tatsachen herangehen. Es ist daher kein Zufall, dass die Lungen in der harmonikalen Proportion 3:2 aufgebaut sind. Darin drückt sich eines der wichtigsten Intervalle aus: die Quinte.

Ein Arzt, Musiker, Skulpteur und Maler, der sich sein Leben lang mit den harmonikalen Gesetzen des Organismus befasst hat, war

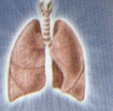

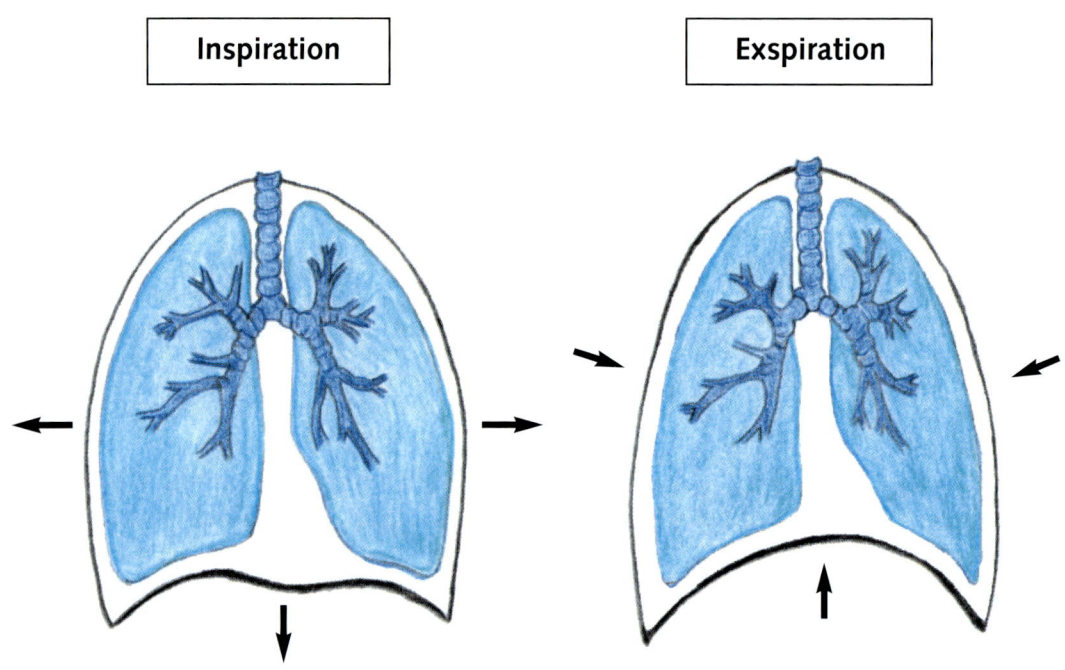

Inspiration	Exspiration

Das Zwerchfell kontrahiert sich, die Zwerchfellkuppel wird abgesenkt.

Das Zwerchfell entspannt sich, die Zwerchfellkuppel wird angehoben.

Abb. 6   Das Wechselspiel zwischen Zwerchfellbewegung und Lungenform

Dr. med. Hans Weiers (1920-2005). Ich hatte die Ehre, ihn noch persönlich kennen zu lernen und mich mit ihm über die Beziehung Organismus – Rhythmen – Intervalle zu unterhalten. Im Zusammenhang mit der Atmung gehe ich ausführlich auf die Erkenntnisse der harmonikalen Gesetze ein. Hier schauen wir uns an, was in der Lungenatmung geschieht, die auch die „äußere Atmung" genannt wird. Sie ist die letzte, die bei der Geburt aktiviert wird, und die erste, die im Sterbeprozess aufhört. Das bedeutet, dass es eine innere Atmung gibt, die vor der Geburt im Mutterleib schon aktiv ist und die im Sterbeprozess noch aktiv ist, wenn das Zwerchfell sich nicht mehr bewegt und daher auch keine physische Luft mehr bewegt werden kann.

Der eigentliche Gasaustausch findet in den Lungenbläschen (Alveolen) statt.

Unter Gasaustausch versteht man den Übertritt von Sauerstoff aus der Luft ins Blut und die Abgabe von Kohlendioxid aus dem Blut in die Luft. Dieser Gas-

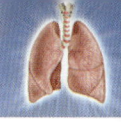

austausch findet durch die Wand der Alveolen statt, die von einem dichten Kapillarnetz umgeben sind. Der Sauerstoff gelangt mit der Atemluft durch die Atemwege in die Alveolen und diffundiert durch die Alveolarwand in die Blutkapillaren. Das Kohlendioxid nimmt den umgekehrten Weg: von den Blutkapillaren diffundiert es in die Alveolarwand in die Atemwege, durch die es abgeatmet wird.

Der Übertritt von Sauerstoff und Kohlendioxid durch Alveolar- und Kapillarwand erfolgt passiv, also ohne Energieaufwand, durch Diffusion aufgrund der unterschiedlichen Gaskonzentrationen.

Richter, Lehrbuch für Heilpraktiker

Die Alveolen sind von feinen und elastischen Fasern umgeben und mit einem Film einer fettähnlichen, phosphorhaltigen Substanz (Surfactant) überzogen. Das ermöglicht ihnen, elastisch auf die Atmung zu reagieren, denn beim Einatmen dehnen sie sich auf etwa 0,4 mm und beim Ausatmen schrumpfen sie auf 0,2 mm. Beim Neugeborenen sind die Alveolen noch nicht entfaltet. Erst durch den Impuls des Atemzentrums im Gehirn, das auf die Lichtverhältnisse auf der Erde reagiert – eines der großen Geheimnisse der Atmung! – wird durch den Surfactant die Öffnung der Alveolen möglich und das Kind tut seinen ersten Einatemzug, dem der erste Ausatemzug folgt.

Während die Schulmedizin davon ausgeht, dass der erste Atemzug beim Neugeborenen nach Durchtrennung der Nabelschnur durch den erhöhten Kohlendioxidgehalt einsetzt, haben Forschungen zum Thema „Atempola-

rität" (Erich Wilk, Dr.med. Hagena, Dr. med. Schäfer-Schulmeyer) in den 60iger und 70iger Jahren das Licht als entscheidenden Faktor erkannt. Auch in den östlichen Weisheitslehren des Pranayama und der tibetischen Atemkunst „Zur Erlangung physisch-psychischer Kräfte" wird der Einfluss der Lichtverhältnisse (Sonnenstand, Mondphase) zum Zeitpunkt der Geburt als ausschlaggebend für die Entwicklung eines Menschen mit Betonung der Ausatmung (solarer Atemtyp) oder Betonung der Einatmung (lunarer Atemtyp).[6]

Der Surfactant und die elastischen Fasern um die Alveolen herum sind die wichtigsten Faktoren für die Lungendehnbarkeit. Damit dies erhalten bleibt, braucht der Organismus nicht nur eine gute Atemqualität, sondern in der Ernährung eine Balance zwischen gesättigten und mehrfach ungesättigten Fettsäuren.

Sie sind für eine gute Immunleistung notwendig, da sie weniger anfällig für den oxydativen Stress sind und daher nicht so leicht von Freien Radikalen angegriffen werden… Bei Krebsarten des Atemtraktes stehen gesättigte Fettsäuren insofern im Zentrum, als sie die Funktion der Lungenbläschen, offen zu bleiben (Lungen-Surfactant) steuern.

Sonnenschmidt, Miasmatische Krebstherapie

Da aber die künstlich gehärteten Fette (Transfette) in allen Fertiggerichten, in Speisen der Restaurants, Krankenhäuser und Caterings, in Brot, Kuchen, Eis und Süßigkeiten aller Art enthalten sind, müssen wir uns nicht über die

---

6 Näheres dazu siehe *Sonnenschmidt: Atemenergetik* und *Hageba: Konstitution und Bipolarität* im Literaturverzeichnis.

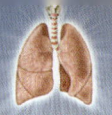

chronische Verschleimung der Atemorgane und der Kurzatmigkeit der meisten Menschen wundern. Doch sind es vor allem die billigen Fette (Margarinen, Light-Produkte usw.), die die Alveolen behelligen – und das durchaus nicht nur bei Lungen- und Bronchialkrebs. Die Erkrankungen werden meistens mit der Nikotinsucht in Verbindung gebracht. Aber wie viele Menschen haben schwerste Atemwegserkrankungen, ohne je eine Zigarette geraucht oder im Bergwerk gearbeitet zu haben! Durch Luft- und permanente Lungenverschmutzung verursachte Krankheiten können wir nachvollziehen. Aber den Zusammenhang zwischen den Atemwegen und der Ernährung zu begreifen, verlangt offenbar schon eine höhere Intelligenz, obgleich er auf der Hand liegt. Leider betrifft dieses Defizit des Begreifens auch viele Naturheilkundler und Homöopathen, die meinen, Ernährung sei nur etwas für Ernährungsberater.

Gesunde Fette sind existenziell wichtig für die Elastizität der Zellmembranen generell, damit der eingeatmete Sauerstoff auch vom Organismus optimal verwendet werden kann. Wie schon an früherer Stelle gesagt, leiden viele Menschen nicht an äußerem Sauerstoffmangel, weil sie joggen oder sonstwie sportlich aktiv sind. Aber der Sauerstoff- oder besser der Gasaustausch in den Alveolen kann nicht stattfinden, weil die Transportwege bereits gestört sind. Im gesunden Zustand wird in den Lungen 98 % des Sauerstoffs an das Hämoglobin der Erythrozyten gebunden und so im Blut an andere Zellen gebracht. Im Krankheitsfall wird der Sauerstoff nicht oder zu wenig gespeichert und somit sind Blut, Gewebe und Zellen unterversorgt. Betrachtet man, was sportliche Menschen an vermeintlich vitali-

sierenden Getränken, „Energieriegeln" und synthetischen „Vitalstoffen" zu sich nehmen, springt einem die Transfettbelastung förmlich ins Auge, die in diesen Nahrungsergänzungsmitteln gang und gäbe ist. Leider ist die EU immer noch in der Phase der Diskussion, ob man bei den Nahrungsmitteln die Transfette ausweisen soll – von ihrer Eliminierung ist natürlich gar keine Rede! So muss man sich auf die Bio-Produkte verlassen, die belegen, dass sie weder Transfette noch genmanipulierte Ingredienzien verwenden.

Was ich an dieser Stelle ins Bewusstsein bringen möchte, ist der Zusammenhang zwischen der Gesundung und Gesunderhaltung der Atemwege und natürlichen, unraffinierten Fetten und Ölen, die den Gasaustausch in den Alveolen sowie deren Flexibilität gewährleisten. In der Praxis können wir leicht die Verbesserung der Atmung bei Patienten beobachten, die ihre Ernährung auf gesunde Kost umstellen, deren chronische Verschleimung verschwindet und die bei den Atemübungen keine Probleme mehr haben.

1.3 Die Steuerung der Atmung

Das wichtigste Steuerzentrum für die Atemtätigkeit liegt im verlängerten Rückenmark (Medulla oblongata) und besteht aus einem Ein- und Ausatmungszentrum, das heißt aus inspiratorischen und expiratorischen, zwiebelförmigen Nervenzellen. Als Orientierungshilfe dienen die schematisierten Zeichnungen Abb. 7 und Abb. 8.

Das Atemzentrum erhält auf dreierlei Weise Meldungen zur Atemtätigkeit, das heißt vor allem zur Zwerchfellbewegung:

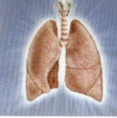

1. Durch den X. Hirnnerv, den sensiblen Ästen des Nervus vagus in den Lungenbläschen. Er meldet den jeweiligen Dehnungszustand der Lungen an das Atemzentrum. Sein Ausgangspunkt ist in der Medulla oblongata in der Nähe des Atemzentrums. Er inneviert Rachen, Kehlkopf, Luftröhre, Lungen, Leber, Milz, Dickdarm und die Blutgefäße der inneren Organe. Der Vagus hat parasympathische, willkürlich motorische und sensible Anteile und ist der Gegenspieler zum Sympathikus.

Interessanterweise ist der normale „zivilisierte" Mensch vor allem sympathikotonisch, d.h. sein vegetatives Nervensystem ist durch eine permanente Überreizung des Sympathikus gekennzeichnet… Zudem sorgt ein Überschuss an Adrenalin, dem Neurotransmitter des Sympathikus, dafür, dass dieser immer überreizt ist.

Brazzo, ebenda

Hier können wir eine wohlbekannte Kette von Symptomen beobachten: Patienten sind durch die mangelhafte Atemqualität und chronische Sympathikotonie übersäuert, das Zwerchfell ist blockiert und sie klagen über Angstzustände, Schluckbeschwerden, Sodbrennen, Verstopfung und alle möglichen Verdauungsstörungen.

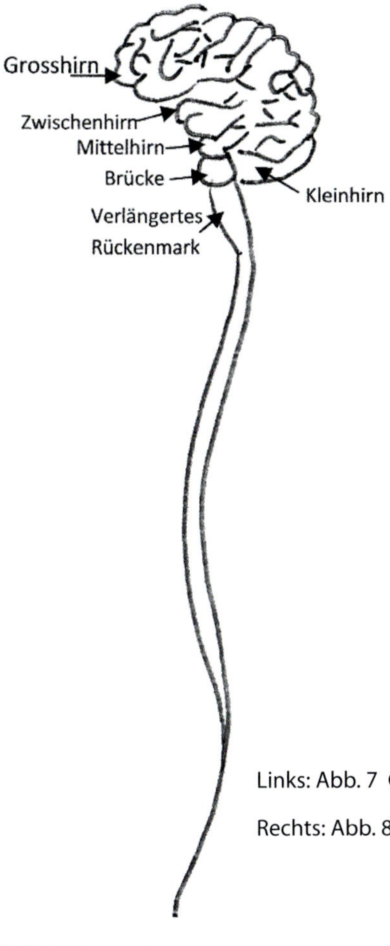

Grosshirn
Zwischenhirn
Mittelhirn
Brücke
Kleinhirn
Verlängertes
Rückenmark

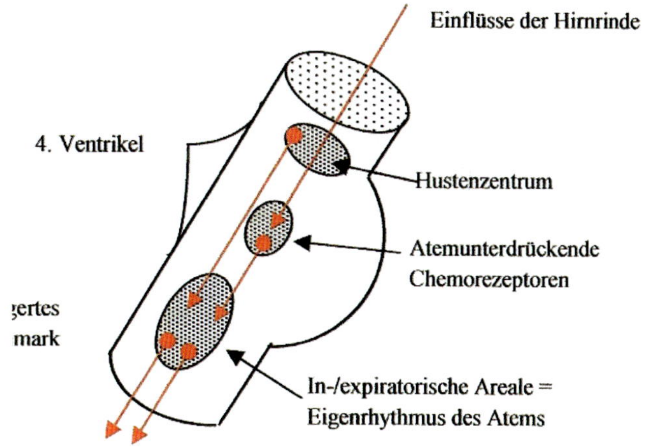

Einflüsse der Hirnrinde

4. Ventrikel

Hustenzentrum

Atemunterdrückende
Chemorezeptoren

In-/expiratorische Areale =
Eigenrhythmus des Atems

Links: Abb. 7 Gehirnteile und Rückenmark

Rechts: Abb. 8 Die Atemneuronen im Hirnstamm und verlängerten Rückenmark

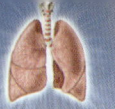

Wird der Vagus durch bewusste Zwerchfellatmung angeregt, lösen sich alle genannten Symptome fast von selbst auf. Wer das nicht glaubt, möge zuerst die Erfahrung selber machen, dass Heilen auch einfach sein darf.

2. Durch zentrale Chemorezeptoren im verlängerten Rückenmark, nahe beim Atemzentrum. Sie registrieren die Zusammensetzung des Liquors und beeinflussen reflektorisch die Atmung.

3. Durch Chemorezeptoren im Aortenbogen und an der Teilungsstelle der Arteria carotis. Diese peripheren Rezeptoren melden das Absinken des Sauerstoffgehaltes (Hypoxie) und das Ansteigen des Kohlendioxidgehaltes im Blut.

Vom Atemzentrum aus wird über den Zwerchfellnerv (N. phrenicus) die Kontraktion des Zwerchfells angeregt. Über die Zwischenrippennerven (Nn. intercostales) aktiviert das Atemzentrum die Zwischenrippenmuskulatur.

Der Sinn der rein physischen Atmung ist, wie mehrfach erwähnt, das Überleben durch Sauerstoffaufnahme und Kohlendioxidabgabe. Machen wir uns aber Gedanken darüber, was uns dazu antreibt zu atmen, bewegen wir uns ganz schnell vom rein Faktischen zu spirituellen Betrachtungsweisen. Die Naturwissenschaft hat herausgefunden:

> *Ein gesunder Organismus regelt seine Atemtätigkeit im Wesentlichen über einen CO_2-Anstieg im Blut, das heißt, der Atemantrieb rührt daher, dass man CO_2 abatmen will – und nicht daher, dass man O_2 aufnehmen möchte!*
>
> Richter, ebenda

Wenn wir den Sauerstoff als wichtigstes Lebenselixier begreifen, bedeutet diese Aussage aus spiritueller Sicht, dass Leben = Fülle nur dort entstehen kann, wo Leere ist. In jeder Genesis hören wir, dass die Schöpfung aus dem Großen Nichts erschaffen wird. Die Leinwand muss leer sein, bevor ein Bild darauf entstehen, der Stein unbehauen, damit aus ihm die Gestalt hervortreten kann. Auch das Bewusstsein muss erst frei und leer sein, bevor Inspiration stattfindet.

Der Vorgang, Kohlendioxid, also etwas Unbrauchbares für den Organismus loszulassen, steht für die Vorbereitung, schöpferisch, vital, lebendig zu werden. Nimmt es da wunder, dass in allen alten Bewusstseinsschulungen viel Zeit darauf verwendet wird, die Ausatmung zu verlängern?!

Hören wir weiter:

> *Ist jedoch die CO_2-Konzentration im Blut ständig erhöht (z.B. durch eine schwere Lungenerkrankung), so erfolgt der Atemantrieb über Sauerstoffmangel. Erhalten diese Patienten konzentrierten Sauerstoff zum Einatmen (z.B. über Nasensonde), so fällt bei ihnen der Atemantrieb aus und es kommt zum Atemstillstand.*
>
> Richter, ebenda

Diese Aussage sollten wir als Therapeuten wieder und wieder lesen, aussprechen und bewusst werden lassen, denn, was hier in lakonischer Kürze gesagt wird, beschreibt das Dilemma vieler chronischer Krankheiten, vor allem der ständig zunehmenden Krebserkrankungen. Hypoxie ist das große Thema in der Biologischen Krebstherapie, durchaus nicht

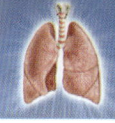

nur bei Lungenerkrankungen. Obgleich medizinisch schon seit langem bekannt ist, dass der Atemantrieb nicht durch Sauerstoffversorgung geschehen kann, sondern nur durch eine vorübergehende Erhöhung des CO_2-Gehaltes, wird der Fokus auf den Sauerstoff fixiert, werden teure Mischungen von Aminosäuren verordnet und zahllose Nahrungsergänzungsmittel geschluckt, um die Zellatmung anzuregen. Sicher ist das notwendig und gerade in der Krebstherapie eine Errungenschaft, die innere Atmung zur Kenntnis zu nehmen, nachdem sie seit ein paar tausend Jahren in der indotibetischen und chinesischen Ganzheitsmedizin und Atemkunst gepredigt wird. Aber wie so oft fehlt der Blick fürs Ganze und wird die äußere Atmung vernachlässigt. Wie im ersten Zitat zu lesen, reagiert ein gesunder Organismus auf den erhöhten Kohlendioxid-Gehalt, indem er ausatmet. Je besser man ausatmet, umso tiefer atmet man ein – eine Binsenweisheit der Natur! Heilung heißt doch, den Organismus wieder an seine gesunden Selbstregulationen zu erinnern. Was liegt also näher, als den chronisch Kranken, an Hypoxie Leidenden an die Selbstregulation des Atemantriebs zu erinnern, indem man ihm zeigt, wie die Ausatmung verlängert werden kann? Versuchen wir im Umgang mit Schwerkranken zu begreifen: Der Sauerstoffmangel ist das Resultat eines ständig erhöhten CO_2-Gehaltes. Der Organismus wartet auf einen Impuls, den loszuwerden, um O_2 einatmen zu können. Das kann nur geschehen, wenn, wie weiter oben dargelegt, der Nervus vagus angeregt wird, damit dieser das Zwerchfell optimal bewegt. Das kann wiederum nur geschehen, wenn der Patient aus der chronisch sympathikotonen Energielage = Dauerstress in die Vagotonie = Entspannung gelangt. Wie kommt man in

die Vagotonie? Durch bewusste Ausatmung – mehr noch:

Das verlängerte Anhalten des Atems (Apnoe) regt den Nervus vagus an und stellt das neurovegetative Gleichgewicht wieder her. Deshalb wird bei Aufregung (Sympathikotonie) auch empfohlen, langsam und tief durchzuatmen, um die Erscheinungsformen der Übererregung des Sympathikus zu lindern. Durch die Zwerchfellatmung kann man einen sehr konzentrierten und entspannten Zustand erreichen, wie es zum Beispiel beim Yoga oder autogenen Training geschieht… Denn die paravertebralen (neben den Wirbelkörpern gelegenen) Muskeln stehen im Kontakt mit der Ganglienkette des Sympathikus, weshalb sie, wenn sie hyperton (also kontrahiert) sind, dieses System in ständiger Überreizung halten. Diese statische Muskulatur überträgt ihre Spannung auf das Zwerchfell, und zwar dort, wo es an den Wirbeln ansetzt, und verhindert eine normale Exkursion des Hauptatemmuskels.

Brazzo, ebenda

Der moderne Mensch neigt dazu, ständig in Spannung, in Überreizung der Sinne durchs Leben zu rasen, denn Zeit ist nach wie vor Geld, und so verliert sich jeglicher Lebensrhythmus. Wenn wir bei Patienten Klagen über nächtliche Apnoe hören, sollten wir begreifen, dass der Organismus einen Heilungsversuch unternimmt, nämlich den Menschen aus der Sympathikotonie in die Vagotonie zu bringen. Natürlich ist ein Heilungsversuch noch keine Heilung, aber wir müssen zunächst einmal die Botschaft des weisen Organismus begreifen

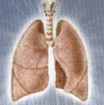

und genau dort die Lösung erkennen, wo das Problem ist. Jede Lösung ist „nur" die Oktave des Problems. Auf unser Thema übertragen heißt das: Die krankhafte Apnoe können wir heilen helfen, indem der Patient erst lernt, lange auszuatmen und dann schrittweise 1, 2, 3, dann 4 Sekunden lang den ausgeatmeten Zustand anzuhalten. Das ist dann die Oktave der Apnoe und reguliert im Organismus sämtliche Vorgänge, die oben beschrieben sind.

Bewahren wir im Gedächtnis: Heilen darf einfach sein, wenn wir immer zuerst beim Organismus in die Lehre gehen und versuchen, seine Selbstregulationen zu verstehen. Am Anfang steht immer das Atmen, nicht die Pille! Sicher, mit dieser Einstellung können wir keine Reichtümer anhäufen, aber viele Heilungen erleben – bei uns selbst und bei den Patienten.

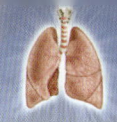

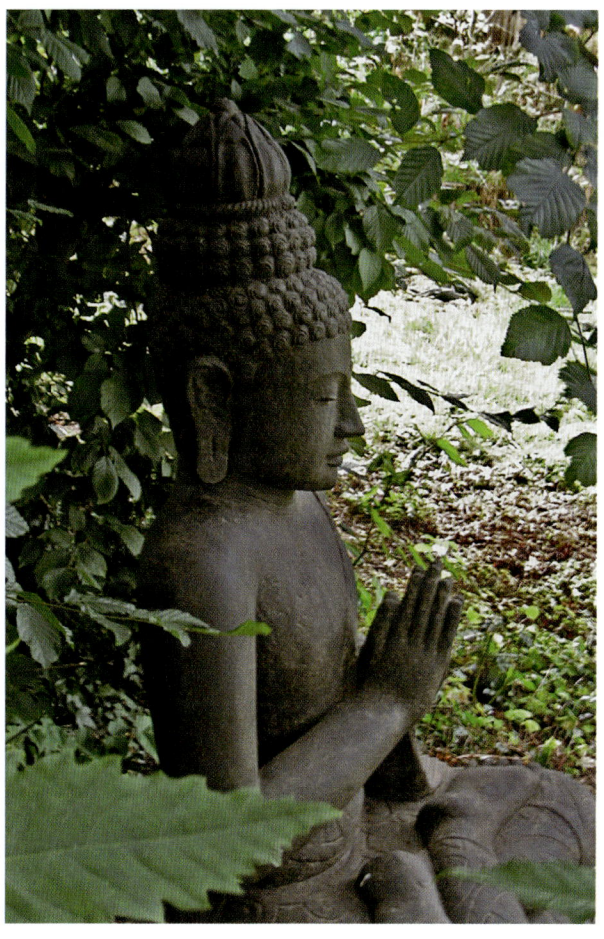

*Ich atme ein, meinen ganzen Körper ruhig und fried-
voll werden lassend.*

*Ich atme aus, meinen ganzen Körper ruhig und fried-
voll werden lassend.*

So übt er sich.

Buddha Gautama

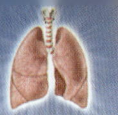

2. Die Atemorgane aus ganzheitlicher Sicht

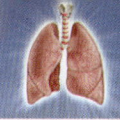

Wenn wir ganzheitlich denken, fühlen und handeln, trennen wir nicht die im 1. Kapitel dargelegten physiologischen Gegebenheiten der Atemorgane von ihrer geistigen Bedeutung, denn sie teilen uns das Wunder des Organismus mit und lehren uns, dass alles Lebendige rhythmisch und zyklisch schwingt und klingt. Da ist es ganz natürlich, vom physiologischen zum geistigen Betrachtungsort zu wechseln, denn nichts im Organismus drückt so deutlich das innige Verhältnis zum Leben und Bewusstsein aus wie das Atmen. Hat man aber einmal verstanden, wie die Organtätigkeit gemeint ist, welche Selbstregulationen vorhanden sind, verhilft uns das zu therapeutischen Ideen. Wenn nun im Folgenden von der ganzheitlichen Sicht gesprochen wird, deute ich damit auf die Notwendigkeit, hinter die anatomischen und physiologischen Fakten zu schauen und die Botschaften der Organe zu verstehen. Sie führen uns zur Ursache von Krankheiten und zu Lösungen. Einfach ausgedrückt heißt das: Wir lauschen den physischen, emotionalen, mentalen und spirituellen Botschaften der Atemorgane. Wie immer in dieser Schriftenreihe stelle ich die chinesische Entsprechungslehre an den Anfang, denn sie ist universal anwendbar, auch wenn jemand keinen einzigen Akupunkturpunkt oder kein einziges chinesisches Phytotherapeutikum kennt. Die chinesische Entsprechungslehre stellt, wie der Name schon sagt, die Entsprechung der kosmischen Gesetze und Naturvorgänge in den Bezug zum Menschen als Mikrokosmos, in dem aber dieselben Gesetze walten.

2.1 Das Atemsystem in der Chinesischen Medizin

In der Elementenlehre der Chinesischen Medizin bilden Lunge und Dickdarm einen Funktionskreis und werden dem Metallelement zugeordnet. Dieses Element ist der westlichen Elementenlehre – Erde, Wasser, Feuer, Luft und Äther – nicht vertraut. Doch bei näherer Betrachtung offenbart sich, dass die Chinesische Medizin in ein geniales ganzheitliches Naturverständnis eingebettet ist und reine Erfahrungsheilkunde ist. Dabei wurde nicht nur die materielle Manifestation des Organismus genau beobachtet durch äußere Zeichen und Verhaltensweisen, sondern es wurden auch die energetischen Entsprechungen mit den Hellsinnen wahrgenommen und selbstverständlich in die Anamnese, Diagnose und Heilung einbezogen. Die ätherischen Bildekräfte ruhen im so genannten „Ätherkörper". In ihm verlaufen auch die Energieströme, die die Chinesen Meridiane und die Inder Marma und Nadi nannten. Wenn man bedenkt, wie komplex der Verlauf der vielen Meridiane ist, ahnt man, wie präzise der sensitive Blick geschult sein musste, in dem Chaos der Energieleitbahnen eine Ordnung zu erkennen. Damit nicht genug. Hatte man zu den inneren Organen die energetische bzw. ätherische Wahrnehmung und konnte daraus die physischen Funktionen ableiten, so reichte das nicht aus, die emotionale und mentale Verfassung eines Patienten zu begreifen. Gewiss, die Chinesen und Inder verfügten über eine höchst differenzierte Kunst der Physiognomiedeutung, die den ganzen Körper einbezog, aber das wirklich Geniale der chinesischen Entsprechungslehre entstand durch die Wahrnehmungsfähigkeit noch viel feinerer Aspekte der menschlichen Aura. Im so genannten „Astralkörper" und „Mentalkörper" nahm man Schwingungen und Energieemissionen wahr, die heute „elektromagnetisches Feld" oder auch „morphogenetisches Feld" genannt werden, und bezog sie ganz selbstverständlich

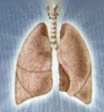

in Anamnese, Diagnose und Heilung ein. So kommt es, dass zu jedem Organsystem psychische und mentale Entsprechungen bestehen, die einen negativen = kranken Aspekt und einen positiven = heilenden Aspekt zum Ausdruck bringen. So lehrt die chinesische Entsprechungslehre wie kein zweites Medizinsystem, dass tatsächlich dort die Lösung bzw. das Heilsame ruht, wo das Problem ist. In einem ganzheitlichen Menschenbild werden eben nicht nur die pathologischen Zeichen bewertet, sondern gleichzeitig die positiven Potenziale angeschaut, denn aus diesen schöpft der Kranke, um gesund zu werden. Dadurch, dass wir in der westlichen Medizin in übertriebenem Maße die Diagnose ins Zentrum stellen, wird der Blick getrübt für das Wesen der Heilkunde: das Heilen. Man kann ohne Diagnose geheilt werden, aber nicht durch eine Diagnose Heilung bewirken. Der enorme apparative Aufwand für eine genaue Diagnose hat sicher auch seinen Sinn, aber in der Regel folgt danach nicht ein kreatives Gegengewicht an Ideen, wie nun zu heilen sei, sondern wird ein kleines Kampfarsenal gegen den Feind „Krankheit" mobilisiert, um letztlich dadurch noch mehr Krankheiten zu erzeugen. Gegen die Errungenschaften der Pharma- und Apparatemedizin ist gar nichts zu sagen, wäre sie nur eingebettet in ein ganzheitliches Bewusstsein, denn das orientiert sich nicht an Pillen und Techniken, sondern schlicht an den Naturgesetzen, die im Organismus walten.

Zurück zum Metallelement, das den Funktionskreis Lunge-Dickdarm regiert. Metalle ruhen tief in der Erde; sie sind in Adern in Erzen oder in Gestein eingeschlossen und wir unterscheiden Edelmetalle von Gebrauchsmetallen wie sie in Technik und Schwerindustrie verwendet werden.

Es will auf den ersten Blick nicht einleuchten, dass ausgerechnet die Lunge mit dem Metallelement, das heißt, dem Innersten der Erde assoziiert wird. Aber die Lunge dient der Atemluft nur als Gefäß. Sie ist nicht die Luft selbst, sondern sie fasst die Luft. Durch die Lunge gelangt die beseelende Energie der Atemluft in den Körper. Die Lunge selbst ist wegen ihres Bindegewebes ein Meisterwerk elastischer Stabilität.

Die **äußere körperliche Ausdrucksform** von Lunge und Dickdarm sind die Haut und Körperbehaarung.

Die zur Lunge gehörende **Körperflüssigkeit** ist der Schleim. Pathologische Erscheinungen sind zu trockene Schleimhäute, ständige Verschleimung, Schluckbeschwerden, Sprechstörungen, Heiserkeit und Atemprobleme. Die geschmackliche Vorliebe ist scharf und pikant. Das kann jeder sofort merken. Essen wir scharf gewürzte Speisen, ringen wir nach Luft, läuft die Nase und tränen die Augen.

Die zum Funktionskreis Lunge-Dickdarm gehörende **Lautäußerung** ist das Weinen. Die Fähigkeit vor Lachen oder Kummer zu weinen, wird nicht nur als menschlich, sondern als notwendig erachtet, um emotionalen Staus vorzubeugen und seine Gefühle nach außen zu zeigen. Für die Atmung ist das Weinen außerordentlich wichtig, wenn es von heftigem Schluchzen begleitet wird. Die dabei entstehende ruckartige Zwerchfellbewegung beim Einatmen entspannt alle Organe, was man vom normalen Einatmungsvorgang – Ansaugen der Luft durch die Nase – durchaus nicht als selbstverständlich voraussetzen kann. Nach dem Schluchzen folgt ein ebenfalls erleichterndes Ausatmen, das emotional bedeutsam ist, da es hilft, den Kummer loszulassen. Das

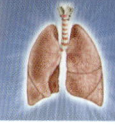

Schluchzen beim Einatmen hat seine Entsprechung im Lachen, wenn im Ausatmen das Zwerchfell ebenfalls rhythmisch bzw. ruckartig bewegt wird. Lachen und Weinen sind enge Geschwister und teilen sich die dabei entstehende Flüssigkeit: die Tränen. Der rhythmisch unterbrochene Ein- und Ausatmungsvorgang zählt, wie noch zu sehen sein wird, zu den Basisübungen der Atemkunst, weil die Grundvoraussetzung für die Erweiterung des Atems = Bewusstseins ein lockeres Zwerchfell ist. Wie genau doch die alten Chinesen das menschliche Wesen und Verhalten beobachteten und seine körperlichen Entsprechungen erkannten!

Die Fähigkeit zu weinen und zu schluchzen ist so natürlich und unsere technisierte Welt ist so unnatürlich geworden, dass man heute in der Praxis Menschen behandeln muss, die nicht mehr weinen können, von Schluchzen gar nicht zu reden! Das geht so weit, dass man selbst unter Kollegen die Unfähigkeit zu trauern erlebt, weil die Meinung besteht, als moderne Frau und moderner Mann sei man cool und stehe doch über solchen sentimentalen Reaktionen. Wie kann man über etwas stehen, wenn man nie drin gestanden hat? Was für eine Verarmung der menschlichen Ausdrucksfähigkeit ist da im Gange! Wer eine Enttäuschung, den Verlust eines Kindes, eines Partners, eines Familienangehörigen, ja, wer sich selbst in seinem Kummer nicht mehr schluchzend beweinen kann, ist zutiefst krank. Wer nicht mehr ins eigene Fühlen findet, hat auch kein Gefühl für andere. Brutalität, Gewalt, Amoklauf, sich und andere per Autobombe in die Luft zu sprengen, Terrorismus sind die Folgen, die wir tagtäglich in den Nachrichten hören. Gefühllosigkeit geht oft mit dem Schwund des Geruchsinns und des

Geschmacksinns einher. Nicht mehr weinen zu können, weil die Tränendrüsen ausgetrocknet sind, kennzeichnet die Situation vieler Senioren in Altersheimen. Begleit- oder Hauptsymptome sind Atemschwäche, Verstopfung, Blasenschwäche (das Weinen am verkehrten Ende), Depression und Verkümmerung des Geistes. Die Flucht in die Demenz beginnt heutzutage immer früher. Dann das Heer der konventionell behandelten Krebspatienten mit den gleichen Symptomen. Obgleich inzwischen nachgewiesen ist, dass die Chemotherapie Gehirn- und Persönlichkeitsveränderungen mit sich bringt, ganz zu schweigen von der Schwächung des Immunsystems und Blutes, wird weiterhin der Weg in die totale Regulationsstarre propagiert.

Der **Geruch** entspricht einerseits einem guten Kompostduft, andererseits dem Gestank von Verfaultem im Krankheitsfall. Ein stinkender Atem hat nichts, wie so oft behauptet, mit dem Magen zu tun, sondern weist auf zu viele Fäulnisbakterien im Darm und auf einen ungenügend langen Ausatemvorgang.

Der **kontrollierende Lebensaspekt**, der im Funktionskreis Lunge-Dickdarm gesehen wird, ist die Ordnung „Wie oben, so unten, wie innen, so außen" als lebenswichtige Funktion. Auch die menschlichen Grundbedürfnisse wie Essen, Trinken, Schlafen, Wachsein und Sexualität gehören zu ihm. Die Lunge nimmt auf, der Darm scheidet aus.

Die **emotionale Fähigkeit** von Lunge-Dickdarm wird in der Zurückweisung von Unerwünschtem, im Nein-sagen, Loslassen und Ausscheiden von Überflüssigem gesehen. Wenn wir diese Entsprechung lesen und begreifen, wird klar, welche Themenkreise sich dahinter auftun, denen wir in der Praxis be-

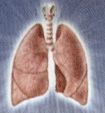

gegnen. Wir ahnen vielleicht sogar die Weisheit des Organismus hinter dem Phänomen der Atemnot. Was will und soll nicht herein? Was ist unerwünscht? Was soll losgelassen werden? Was ist überflüssig und soll ausgeschieden werden?

Allein schon diese Angaben der chinesischen Entsprechungslehre in Bezug auf Lunge-Dickdarm haben mir in der Therapie die Augen für ein ganzheitliches Verständnis von Krankheiten geöffnet. Tatsächlich gehen Atemwegserkrankungen mit Darmproblemen und Darmerkrankungen mit Atemwegsthemen einher. Da Atem Bewusstsein ist, liegt in der Qualität des Atmens auch der Schlüssel für das Bewusstsein, aus dem heraus der Patient in seine Krankheit geraten ist. Ändert sich das Bewusstsein in Richtung Heilung, werden Atem und Ausscheidung besser.

Das **Gefühl**, das dem Funktionskreis Lunge-Dickdarm zugeordnet wird, ist nicht minder aufschlussreich: Kummer, Schuldgefühle, Vorurteile.

Wir wissen aus therapeutischer Erfahrung, dass Kummer und Schuldgefühle Menschen in schwerste Depressionen führen können. Viele Zweige der Psychotherapie widmen sich den psychischen Erkrankungen. Aber immer wieder stelle ich fest, dass hierbei der Blick vom Körper abgewendet wird, der eine so beredte Sprache spricht. Es gibt keine Depression ohne Atem- und Darmstörungen, Verschleimung und schlechtem Atemgeruch! Werden diese auffälligen Symptome in einer ganzheitlichen Behandlung ebenso beachtet wie die psychische Verfassung, braucht man keine jahrelange Psychotherapie. Die Psyche ist nicht vom Körper getrennt; sie drückt einen Teil des Bewusstseins aus, aus dem heraus ein

Patient agiert. Sie ist auch deshalb nicht vom Körper getrennt, denn er ist das ausführende Organsystem des Bewusstseins. Darum sollte auch er bei psychischen Erkrankungen bedacht werden, der Patient wieder rhythmisch atmen und sich bewegen lernen.

Das Thema „Vorurteile" ist ebenfalls aufschlussreich. Im Zusammenhang mit den Dickdarm-Konflikten[7] habe ich bereits erklärt, dass Meinungen und Vorurteile, überhaupt Wissen aus zweiter Hand eng mit Darmstörungen einhergehen. Nun können wir den Blick weiten, denn auch hinter Lungenproblemen stehen diese Themen und Konflikte. Übernahmen von Vorurteilen, Meinungen und Glaubenssätzen sind uns bei vielen chronischen Krankheiten vertraut und wir setzen hier als bewährte Heilmethode die systemische Familienaufstellung erfolgreich ein. Doch beobachte ich auch hier seit vielen Jahren, dass diese Therapieart bei Patienten wiederholt werden muss, weil die Bewusstwerdung von Problem und Lösung nicht tief genug ins Bewusstsein des Patienten dringt. Auch das Familienstellen wird meistens vom Körper, von Lunge und Dickdarm getrennt, obgleich hier der Schlüssel liegt, die Resultate der Therapie tief im Bewusstsein zu verankern. Wir vergessen immer wieder das Naturgesetz, dass nur das eine Bewusstseinsänderung herbei führt, was wir mit dem ganzen Körper erfahren. Der Körper hat ein untrügliches Gedächtnis. Er vergisst nichts. Daher können wir an ihm viel leichter ablesen, was das Gehirn vergessen hat.

Es gibt erfreulicherweise Therapeuten, die den Patienten bei einer Familienaufstellung bitten, tief zu atmen und dann die erlösenden Worte zu sprechen. Aber das genügt nicht, denn der

---

7 Siehe hierzu Band 3 „Das Verdauungssystem – der Weg zur Mitte" im gleichen Verlag.

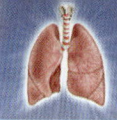

Patient lernt in diesem Moment nicht, was ein tiefer Atem für seinen Alltag bedeutet, dass Atem immer rhythmisch sein muss, um die Tiefen des Bewusstseins zu erreichen. Wichtiger als alle Arzneien wäre daher zumindest eine Unterweisung darin, „Atem einfach strömen zu lassen", um dem Patienten eine Möglichkeit zu geben, die neuen Erkenntnisse zu verinnerlichen und alles Überflüssige auszuscheiden – durch die Lunge und den Dickdarm!

In der Chinesischen Medizin[8] sieht man das Detail – hier den Funktionskreis Lunge-Dickdarm = Metallelement – in Bezug zum Ganzen. Das gibt uns für die Behandlung von Atemwegserkrankungen große Aufschlüsse:

---

8 Allgemein wird von der TCM = Traditionellen Chinesischen Medizin gesprochen als gäbe es noch eine andere außer der traditionellen. Da das nicht so ist, verwende ich wie alle, die in der Philosophie dieses Medizinsystems zu Hause sind, nur den Begriff der Chinesischen Medizin.

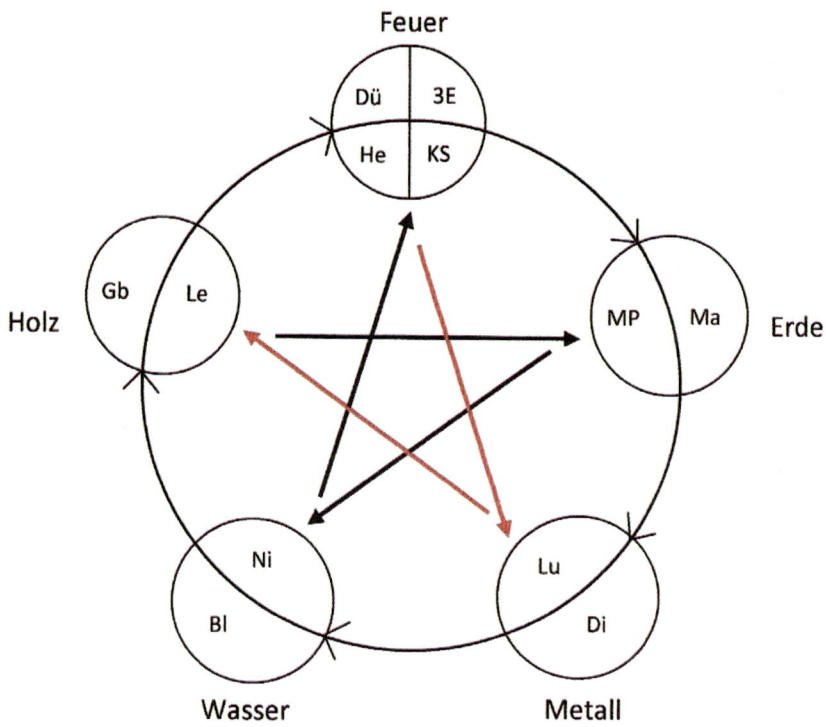

Abb. 9 Das chinesische Elementenrad

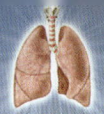

Das Rad der Elemente zeigt die Balance der Kräfte, indem jedes Element auf ein anderes kontrollierend einwirkt und zugleich von einem anderen kontrolliert wird.

Die roten Pfeile markieren die kontrollierende Eigenschaft des Metallelements mit Lunge-Dickdarm auf das Holzelement (Verständnishilfe: Metall spaltet das Holz) mit dem Leber-Galle-Funktionskreis. Dieser Zusammenhang wurde auch in unserer Kultur entdeckt: Die Mystikerin Hildegard von Bingen erkannte, dass alle Atemwegserkrankungen mit der Leber verbunden sind. Daher behandeln ihre Heilmittel zur Lungenreinigung wie zum Beispiel Hirschzungenfarn-Elixier immer auch die Leber.

Der Funktionskreis Lunge-Dickdarm (Metallelement) wird vom Feuerelement kontrolliert (Verständnishilfe: Feuer kann Metall schmelzen). Wie zu sehen sein wird, gehören zum Feuerelement die zwei Funktionskreise Herz-Dünndarm und Kreislauf-Sexus – Dreifacher Erwärmer. Hinter der westlichen Bezeichnung „Kreislauf-Sexus" verbirgt sich eigentlich das „Pericard", der Herzbeutel. Herz, Pericard und Kreislauf beeinflussen nach diesem ganzheitlichen Verständnis die Atemfunktion der Lungen und die Ausscheidungsfunktion des Darmes. Das finden wir bestätigt, denn alle Störungen des Herz-Kreislaufsystems wirken sich auf den kleinen Lungen-Kreislauf aus, in dessen Folge Sauerstoffmangel und flacher Atem entstehen.

Vereinfacht gesagt, stehen Lunge, Herz und Leber in Beziehung zueinander. In der Therapie hilft uns dieses Verständnis, indem wir bei Erkrankungen der Atemorgane in der Vita und im familiensystemischen Feld des Patienten Herz- und Lungenthemen überprüfen. Die Erfahrung lehrt: Wir werden fündig! Schon an

dieser Stelle sei deshalb darauf hingewiesen, dass es gerade in der Homöopathie sinnvoll ist, nicht nur Symptome der Atemorgane zu betrachten, sondern auch Herz- und Leber-Gallensymptome, um chronische Atemwegserkrankungen zu behandeln.

2.2 Lungenatmung und Bewegung

Die Gliedmaßen – Arme, Hände, Beine, Füße - dienen biologisch der Fortbewegung auf der Erde. Sie lehren uns, dass wir uns nur bedingt im Wasserelement und gar nicht im Luftelement bewegen können. Wir sind körperlich an die Erde gebunden. Schon frühere Kulturen sannen darüber nach, wie sich der Mensch zum einen maximal schnell auf der Erde bewegen und wie er die Gabe der Gliedmaßen zu klettern optimal nutzen kann. Zum andern entwickelte der Mensch durch genaue Naturbeobachtung vor allem im Tierreich und durch seine ganzheitliche Denkfähigkeit mittels Vorstellungskraft Ideen, wie er sich das Wasserelement zunutze machen – durch Schwimmen und Boote – und wie er sich das Luftelement mittels Fluggeräten, später Flugzeugen und Raketen erschließen kann. Aber es gab auch schon immer einen spirituellen Zugang zur Beziehung von Lunge und Gliedmaßen, indem, ebenfalls durch genaue Beobachtung, erkannt wurde, dass die Qualität der Gliedmaßenbewegung vom Atem gesteuert wird. Wo sich eine Atemkunst entwickelte wie im indotibetischen und fernöstlichen Kulturraum, kam man zu der tiefsinnigen Erkenntnis, dass die Körperbewegung sichtbar gemachter Atem ist. Auf dieser Erkenntnis baute sich die Förderung der Atemqualität auf. Da der Atem Ausdruck des Bewusstseins ist, entwickelte die Atemkunst auch keinen sportiven

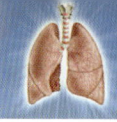

Charakter, sondern einen geistigen. Wenn es auch noch ungewohnt ist, so wahrzunehmen und zu denken: Der Atem ist Bewusstsein und das Bewusstsein steuert unsere Bewegung geistig und körperlich! Das eine ist mit dem anderen unlösbar verbunden. Deshalb führen erfolgreiche Behandlungen immer zu einem tieferen, besseren Atem, zu besserer geistiger und körperlicher Beweglichkeit. Dazu müssen wir keine Atemtherapeuten sein, sondern „nur" die Zusammenhänge sehen und ihre natürliche Gesetzmäßigkeit anerkennen. So wie wir denken, atmen wir, so wie wir atmen, bewegen wir uns.

> *Wie der Durst, das Verlangen nach dem flüssigen Element, von der Leber kommt, die dieses Element reguliert, so hat der Hunger seinen letzten Ursprung in der Lunge, die ihre Beziehung zum festen Element auch auf diese Weise offenbart. Der Hunger ist ein Ausdruck dafür, daß der Mensch sich mit der Erde verbinden will. Deshalb führen Fastenkuren leicht zu einer erdflüchtigen Einstellung. – Bei Lungenkranken erlebt man manchmal eine extreme Eßlust, ohne daß dieses große Nahrungsbedürfnis sich in Gewichtszunahme äußern würde. Man kann den Eindruck haben, daß das Streben nach Substanzaufnahme in solchen Fällen ein instinktives „Ausgleichsuchen" darstellt für den Substanzzerfall, der mit der Lungenkrankheit verbunden ist.*

> Holtzapfel, ebenda

Die Lungenflügel müssen elastisch-stabil, die Alveolen geöffnet bleiben, damit das flüchtige Luftelement optimal strömen kann. Verfestigungstendenzen des Lungenparenchyms, Schleimverhärtung in den Bronchien, Kavernenbildung und Verkäsung sind deshalb so lebensbedrohlich, weil das Feste oder Erdhafte noch fester oder erdgebundener wird. Das bedeutet miasmatisch gesehen, dass sich chronische Atemwegserkrankungen meistens in der sekundären und tertiären Sykose abspielen, wo der Organismus seine biologische Lösung in der Konservierung und im Feuchtigkeitsentzug wählt. Es fehlt der Ausgleich. Die Stabilität der Atemorgane (Knorpel, feste Fasern) dient der Atemluft und ist nicht selbst Repräsentant des Luftelements. Das müssen wir uns immer wieder vergegenwärtigen. Wenn jemand unter Atemnot leidet, sind die „Behälter" und Kanäle nicht frei, die das Erdelement repräsentieren.

Aus dem obigen Zitat spricht auch noch eine andere, für die miasmatische Therapie wichtige Information: der Lufthunger, der Hunger nach Bewegung, schneller Energiezufuhr durch Stimulanzien, (Bio-) Fast Food, Abwechslung und geistige Höhenflüge sind charakteristisch für das tuberkuline Miasma. Seine organischen Ausdrucksformen bestehen sinnigerweise im Funktionskreis Lunge-Dickdarm und in dem Bindeglied des Blutes. Tuberkuline Persönlichkeiten haben von Natur aus gute Instinkte, denn ihr Überleben ist wegen der Unrast, Ungeduld und Schnelligkeit mehr gefährdet als das sykotische Naturell. Die Sykose beherrscht das Erd- und Wasserelement. Die Tuberkulinie beherrscht das Luftelement. Im Erdelement stehen beide Miasmen in Resonanz. Das Zuviel an irdischer Festigkeit lässt beim tuberkulin aspektierten Menschen wesentlich schneller aktive Symptome entstehen als beim Sykotiker. Das erklärt auch das spezielle Phänomen in der Miasmatik: die Entsprechung zwischen Tuberkulinie und Syphilinie. Zuviel Erde/Verfestigung bewirkt beim Tuberkulinen einen lebensbedrohlichen Substanzverlust, während der Sykotiker noch eine

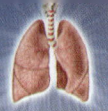

Weile kompensieren kann, weil seine Hauptorgane für Stoffwechsel und Verdauung Säfte (= Wasserelement) produzieren und diese in entsprechenden Hohlorganen geschützt sind (Magen, Därme, Adern). Das Wasserelement ist von Natur aus in den Atemorganen schwächer vertreten, nämlich nur durch den Bedarf an befeuchteten Schleimhäuten in der Luftröhre, im Kehlkopf und in den Bronchiolen. Ansonsten müssen Erde und Luft in Balance gehalten werden.

Der im Zitat angesprochene Hunger im realen wie übertragenen Sinne ist ein wesentlicher Hinweis auf Atemthemen und nicht so sehr, wie man vordergründig meinen könnte, ein Magenthema. Schon an dieser Stelle werfen diese Zusammenhänge ein neues Licht auf den Sinn und Unsinn des Fastens, der Bulimie, der Anorexia nervosa, der Adipositas und natürlich der ständigen Verschleimungs- und Katarrhtendenz. Schleim, der zum Lunge-Dickdarm-Funktionskreis zählt, stellt den Bezug zum Wasserelement her. Doch haben wir alle schon erlebt, dass zu viel Schleim das Atemströmen gewaltig behelligt, weil die Kanäle verengt werden. Eine biologische Lösung ist das Husten – übrigens eine Meisterleistung des mittleren Zwerchfells und der Atemhilfsmuskulatur. Auch bei Lungenerkrankungen wird auf diese Weise klarer, warum es dabei um Todesangstkonflikte geht, die jemand real erlebt hat. Traumata, die sich in den Atemorganen manifestieren, sind wesentlich dramatischer, als wenn sie sich an anderen Organsystemen manifestieren. Das bestätigt jeder, der sich therapeutisch damit beschäftigt.

Nicht nur physisch als Hunger wirkt die Verfestigungstendenz in der Lunge in die Lebenserscheinungen des Menschen hinein, sondern ebenfalls seelisch in der Art

der Gedankenbildung. „Die Lunge gibt die Festigkeit des Gedankens", so kann man das Lungenmotiv aussprechen. Diese seelische Seite der Lungenwirksamkeit wirkt sich bei den Zwangsgedanken und bei den Zwangserscheinungen überhaupt in pathologischer Weise aus… Es ist eine ungewohnte Vorstellung, die Lunge mit dem Gedankenelement in Verbindung zu sehen… Man bringt das Gedankenbilden selbstverständlich mit dem Gehirn in Zusammenhang… Wenn wir uns aber die Bedeutung der Atemluft und des aus der Lunge aufsteigenden Kehlkopfs für die Wortbildung vergegenwärtigen, so ergibt sich daraus eine Beziehung der Lunge zu dem mit dem Worte verbundenen Gedanken.

Holtzapfel, ebenda

Der hier angesprochene Zusammenhang ist uns im Grunde vertraut, denn Menschen, die sich nicht klar ausdrücken können, die nicht fühlen, was sie sagen, nicht sagen, was sie meinen, und die Wortfindungsstörungen haben, leiden an zu flachem und unrhythmischem Atmen. Auch zwanghafte Gedanken, die zu Zwangshandlungen animieren, basieren auf einem gravierenden Atemdefizit. Entweder man kann kaum einen Atemvorgang wahrnehmen oder die Atmung ist hektisch und stoßartig. Ausdruck gleich welcher Art geschieht immer mit der Kraft des Ausatmens, weil ja etwas von innen nach außen will und das wiederum mit der mentalen Bereitschaft einhergeht, etwas loszulassen. Leidet das Gehirn unter Sauerstoffmangel, entwickeln sich daraus viele chronische Krankheiten, die sich bis in den Bewegungsapparat hinein manifestieren. Andererseits verdanken wir ein hohes Maß schöpferischer Kraft ebenfalls dem Atem.

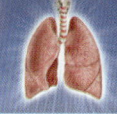
Jedes künstlerische und jedes Ideen-Er-lebnis entsteht dadurch, daß die Atmung im Gehirnwasser diejenigen Bewegun-gen des Ätherleibes abfängt, die durch die Sinneswahrnehmung oder durch die Ide-en-Bewegung in diesem erregt werden.

Husemann,
Der musikalische Bau des Menschen

In diesem Zitat aus dem „Musikalischen Bau des Menschen" sind wertvolle Verständnishil-fen enthalten, die in der Regel nicht aus dem hermetisch verschlossenen Kreis der Anth-roposophie in die Naturheilkunde dringen. Wenn von der Atmung des Gehirnwassers ge-sprochen wird, steht das für die rhythmische Bewegung, die parallel zur Lungenatmung ge-schieht. Wie schon erwähnt, steuert die At-mung die Bewegung aller Körperflüssigkeiten wie Blut, Lymphe, Gehirnwasser, Augenwasser und Rückenmarksflüssigkeit. Da die Atmung auch der Lautäußerung, Sprache und dem Ge-sang dient, beeinflusst sie auch ganz besonders die Ohrlymphe.

Das musikalische Erlebnis entsteht, in-dem im Gehirn der Atmungsrhythmus in seiner Fortsetzung bis in das Ohr hi-nein sich begegnet mit dem, was durch Ohr und Nervensystem vollbracht wird. – In der Tat findet sich anatomisch diese Begegnungsstelle: Zwei kleine Kanälchen (ductus endolymphaticus und ductus perilymphaticus) schaffen eine indirekte beziehungsweise direkte Beziehung zwi-schen dem Liquor und der Ohrlymphe, worin sich die verfeinert übertragenen Luftschwingungen mit dem verfeinert übertragenen Atemrhythmus begeg-nen… Einflüsse von Puls und Atmung auf die Druckverhältnisse innerhalb des

Liquors sind erforscht und nachgewiesen worden… Es liegt in diesen Tatsachen auch die physiologische Begründung für das „Hören mit dem Rücken"…

Felber, Reinhold, Stückert,
Musiktherapie und Gesang

Sind wir von einer Idee inspiriert und drängt sie zur Verwirklichung, verändert sich sofort das Zusammenspiel von Atmung und Bewe-gung der Flüssigkeiten, ganz besonders des Gehirnwassers, das vor dem Bewusstwerden der Idee gestaut wurde und nun ab- und nach-fließen kann.

Im anthroposophischen Verständnis vom har-monikalen „Bau" des Menschen wird auf eine noch subtilere Tatsache hingewiesen, nämlich, dass der Impuls der Atem-Gehirnwasserbewe-gung nicht aus dem Kopf kommt, sondern aus dem „Ätherleib". Der Mensch hat nicht nur einen materiellen Leib und es ist auch nicht allein dieser physische Körper, der Energie emittiert wie Wärme und elektromagnetische Strahlung. Viel wesentlicher ist die so genannte „Ätherebene", die die Bildekräfte für den mate-riellen Leib besitzt, die Matrix für die mensch-liche Gestalt, wie sie biologisch gemeint ist und zugleich ein Körpergedächtnis führt. Sind wir von einer Idee inspiriert, haben wir das Gefühl, von einer höheren Energie von außen erregt zu werden. Sie kommt aber nicht wirklich von außerhalb unserer selbst, sondern von unserer energetischen Seinsebene. Aber wir können sie nicht bei uns selbst wahrnehmen. Doch ein medial geschulter Mensch kann diese Vorgän-ge deutlich wahrnehmen. Wir können nicht von etwas inspiriert werden, was nicht unse-rem Bewusstsein entspricht. Es kommt uns, da wir oft nicht an unsere Potenziale glauben,

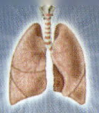

aber so vor, als wäre die Inspiration eine Art „Fremdeinwirkung".

Wir geraten buchstäblich in Schwingung, weil Ort, Zeit, Notwendigkeit in eins zusammenfallen und wir reif für einen schöpferischen Akt sind. Durch das Bewusstsein und die Denkfähigkeit formiert sich diese Schwingung zu einer greifbaren Gedankenform = Idee. Doch ehe das geschehen ist, werden sozusagen die „Erregungswellen" der Inspiration bereits auf das Gehirnwasser übertragen und erzeugen eine rhythmische Bewegung desselben. Parallel dazu weitet sich der Atem und verstärkt sich die Ausatmung und entwickelt sich der Drang zur Verwirklichung der Eingebung. Wir sagen dann auch: Jetzt kommt etwas in Bewegung, zum Aus-Druck.

Diese Erkenntnisse und Zusammenhänge werden erst langsam durch die umständliche Art der wissenschaftlichen Beweisführung bestätigt und sind doch seit Jahrtausenden die Basis von Bewusstseinsschulungen.

2.3 Lungenatmung und Rhythmus

Wäre es in der Heilkunde selbstverständlich, Atmung und Lebensrhythmen als Synonyme zu verstehen und in allem, was der Atem bewegt, den Rhythmus wahrzunehmen, könnte ich auf dieses Kapitel verzichten. Es ist auch das Gespür dafür verloren gegangen, dass eine Bewegung immer rhythmisch sein sollte. Nur das elektronische Schlagzeug produziert eine gnadenlos stereotype Folge von Schlägen, die jedem Rhythmus lebendiger Systeme widerspricht. Gleichförmige Schlagfolgen regen nicht zur Bewegung an, sondern allenfalls zum Stampfen auf der Stelle.

Zur Erhellung hierzu das Ergebnis eines interessanten Experiments, das man in Indien mit den besten Tabla-Spielern durchführte, die für ihr präzises Spiel und Tempo-Konstanz berühmt waren. Es wurde von einem Metronom die Folge von genau 60 Schlägen pro Minute oder anders gesagt, eine Schlagfolge im Sekundentakt vorgegeben. Es war keine Tempoveränderung erlaubt. Für unsere europäischen Ohren spielte jeder Perkussionist etwa 10 Minuten lang einen Viervierteltakt (**1** 2 3 4 / **1** 2 3 4/ usw.). Nachdem der Musiker sich auf das Tempo und den Takt eingestimmt hatte, wurde das akustische Signal des Metronoms abgestellt, so dass der Musiker weder den Pendelschlag sehen (durch Blinklicht) noch hören konnte. Gleichzeitig wurde das jeweilige Trommelspiel mit einem Messgerät aufgezeichnet und an dem Metronom gemessen. Die Zuhörer waren ausschließlich versierte Musiker, darunter auch Perkussionisten. Einhellig wurde vom Publikum eine perfekte Schlagfolge bei jedem Tabla-Spieler empfunden und gehört. Aber zur Überraschung aller Teilnehmer stellte sich heraus, dass die Gleichförmigkeit der Schlagfolge eine Wellenlinie ergibt und sich das „perfekte" Trommelspiel um eine stabile Größe – hier 60 Schläge pro Minute im Viervierteltakt – bewegt. Wir sind eben keine Maschinen. Für lebendige Wesen bedeutet ein gleichförmiger Rhythmus keine starre Stereotypie gleichstarker und gleich lauter Schläge, sondern wir schwingen beispielsweise im Viervierteltakt in dem Rhythmus von betonten und unbetonten Impulsen (**1** 2 3 4 / **1** 2 3 4/ usw.) in einem Rahmen von Genauigkeit und Abweichung. Diese flexible Rhythmik wird vom Körper und insbesondere vom Ohr zurechtgefühlt und zurechtgehört. Anders gesagt: Ohr und Körper passen sich an die geringen Abweichungen an und nicht nur an die Genauigkeit. Das rhythmische Erlebnis als

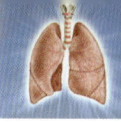

Ganzes wird als gleichförmig wahrgenommen, weil der ganze Mensch mitschwingt. Natürliche Rhythmen lebendiger Systeme sind daher relativ präzise und lassen immer einen kleinen Spielraum für die Anpassung an einen Faktor „X". Am deutlichsten fällt es beim Herzschlag und Atemrhythmus auf, der selbst beim gesunden entspannten Menschen Abweichungen vom Grundrhythmus aufweist. Wir wissen auch, dass Gefühle unmittelbar Einfluss auf Herzschlag und Atmung nehmen. Erst wenn die Abweichungen sich häufen und die Rückkehr zum „Normalrhythmus" schwerfällt, sprechen wir von Herz- und Atemarrhythmien, die zu Krankheiten führen.

Eine normale Atmung ist rhythmisch, indem auf den Einatem zwei Zählzeiten und auf den Ausatem drei Zählzeiten entfallen. Diese Proportion 2:3 hält sich auch bei der Steigerung der Atemfrequenz. Aber ab einer bestimmten Schnelligkeit sind Ein- und Ausatemlänge fast gleich und mahnen zur Drosselung der Geschwindigkeit, um wieder in den natürlichen Rhythmus zu finden. Im Hochleistungssport legt man großen Wert darauf, durch eine rhythmische Atmung die körperliche Leistung aufrecht zu erhalten. Nur für kurze Zeit, etwa im Endspurt vor der Ziellinie geht der Schnellläufer in den „symmetrischen" Ein- und Ausatem. Da dies wider die Natur der Lungen- bzw. Zwerchfellatmung ist, kann er keine dauerhafte Leistung bewirken, sondern nur eine kurzzeitige. Alles, was zu gleichförmig wird, führt in die Starre, weil der Rhythmus verloren geht.

Zum Thema Rhythmus erfahren wir Interessantes aus der Chronobiologie und anthroposophischen Kunsttherapie:

Der Monatsrhythmus des Lebensleibes ist uns bekannt im weiblichen Zyklus. Seelische Prozesse verlaufen oft in Wo-

chenrhythmen. Der hervorstechendste Tagesrhythmus ist der Wechsel von Schlafen und Wachen, wodurch die Ichkräfte jeden Tag neu ergriffen werden. In den Stundenrhythmen verlaufen beispielsweise die Schlafphasen oder Tonusschwankungen. In Minutenrhythmen arbeitet die Peristaltik, und die Atemzüge sind auf Minuten bezogen, indem 18 Atemzüge pro Minute als Normalwert bestätigt werden konnten. Im Bereich der Sekundenrhythmen ist der Pulsschlag angesiedelt. In dem kleinsten Bereich von Sekunden und Teilsekunden finden die Nervenaktionen statt.

So finden wir in dieser Reihenfolge ein immer schneller werdendes Schwingen, vergleichbar mit einer Saite, die stärker und stärker angespannt oder stufenweise verkürzt wird, sodass die Tonhöhe mehr und mehr steigt. – Wir können somit verstehen, warum die hohen und höchsten Töne mehr im Nervenbereich, die tiefsten mehr in den Gliedmaßen oder „im Bauch" wahrgenommen werden.

Felber, Reinhold, Stückert, ebenda

Was noch hinzugefügt werden sollte, ist die Tatsache, dass im Ruhezustand pro Atemzug 4 – 6 Herzschläge pulsieren. Atmung und Herztätigkeit sind somit rhythmisch verschieden, aber unlösbar miteinander verbunden. Im Zitat ist auch wieder ein Hinweis auf den Funktionskreis Lunge-Dickdarm enthalten, da zum Beispiel die Dickdarmperistaltik und Lungenatmung gleichermaßen im Minutenrhythmus schwingen. Die Übersicht der verschiedenen zyklisch wiederkehrenden Ereignisse wie die weibliche Menstruation, der Schlaf- und Wachzustand und wöchentlichen Schwankungen der Psyche haben alle ihren

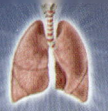

eigenen Rhythmus. Innerhalb von 26 – 28 Tagen menstruiert die gesunde Frau nur 2 – 4 Tage. Innerhalb von 24 Stunden verbringen wir als gesunde Menschen nur sechs Stunden, also ein Viertel, im Schlafzustand. Alle diese Zyklen und biologischen Rhythmen lassen sich in immer kleinere Rhythmen unterteilen bis hin zur individuellen Gestaltung des Lebensrhythmus eines Menschen. Wie auch immer er im Detail sein wird, die Pulsation, Schwingung und daraus gewonnene Lebensenergie geschieht immer durch den asymmetrischen Wechsel zwischen Aktivität und Ruhe, das heißt ¾ Aktivität zu ¼ Ruhepause. Ohne dass wir es bewusst wahrnehmen, hängt die Qualität des Lebensrhythmus von unserer Atemtiefe und Atemweite ab. Immer wieder kommen wir zu dem Kernpunkt zurück, dass Atem Bewusstsein ist. Nur das bewusste Sein, die bewusste Wahrnehmung kann erkennen, dass auf eine aktive Phase die vagotone Entspannungsphase folgen muss und dass diese rhythmischen Elemente qualitativer Natur sind und nicht quantitativ bemessen werden können. Kein Mensch kommt auf die Idee, symmetrische Verhältnisse herzustellen wie zum Beispiel nach 3 Stunden konzentrierter Arbeit 3 Stunden zu pausieren. Kontraktion – Extension, Verdichtung – Verdünnung, Aktivität – Passivität, Tun – Lassen sind von verschiedener Qualität und stehen in ungeraden Proportionen zu einander. Wäre es anders, gäbe es keine Entwicklung, denn alle erwähnten Rhythmuselemente spiegeln den Atemrhythmus wider. Der Einatemvorgang ist schneller und konzentrierter/intensiver, der Ausatemvorgang langsamer, länger und lockerer.

Eine normale Atmung erzeugt rhythmische Bewegungen. Rhythmische Bewegungsabläufe sind sichtbar gemachte gesunde Atmung. So selbstverständlich diese ursächlichen Zu-

sammenhänge sind, werden sie doch selten in medizinischen und naturheilkundlichen Ausbildungen vermittelt. Das Wissen darüber ist vorhanden, nur wird es auf viele verschiedene „Schubladen" verteilt. Der hohe Stand technischer globaler Kommunikationsmöglichkeiten hat die „Niederungen" der Gesundheitslehre noch nicht erreicht. So entsteht der Eindruck, die Lungenatmung gehöre in die Physiologie oder Behandlungspraxis und der Rhythmus in die Musik oder Musiktherapie. Für das ganzheitliche Verständnis der Atmungsorgane und ihrer Behandlung ist es aber sinnvoll, die gegenseitige Beeinflussung zu erfassen, weil dadurch Heilen einfacher wird.

2.4 Die Harmonik der Lungenatmung

Krankheit ist ein musikalisches Problem.
Dieser Ansicht war der Dichter Novalis.

Die Forschungen über die harmonikalen Gesetze erweiterten diesen Gedanken, indem die Praxis bewies: Ist der Mensch ein musikalischer, auf harmonikalen Gesetzen beruhender Organismus, müssen ihm Fehlinterpretationen und Fehltherapien Schaden zufügen. Folglich ist dieser im Krankheitsfall durch Musik und durch die Grundlagen der Musik heilbar. In diesem Zweig der „Harmonikalen Heilkunst" gilt der Heilungsgrundsatz: analoga analogis curentur. Die harmonikalen Proportionen werden im Sinne des Hahnemannschen Ähnlichkeitsgrundsatzes „similia similibus curentur" unmittelbar therapeutisch genutzt, das heißt ohne den Zwischenschritt einer homöopathischen Arznei.

Man kann nicht über Atemorgane und Atmung sprechen und schreiben, ohne die jahr-

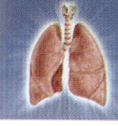

zehntelangen Forschungen und Therapieerfahrungen der so genannten „Harmoniker" zu würdigen. Es waren vor allem Hans Kaysers, Rudolf Haase, Werner Schulze und Hans Weiers, die die altgriechische harmonikale Lehre des Pythagoras und später des Astronomen Johannes Kepler aufgriffen und in den Gesetzen der Harmonik Lebensgesetze erkannten, die therapeutisch anwendbar sind.

Harmonik ist Ordnungsdenken, und folglich schwingt Ordnung in harmonikal Gestaltetem mit…. Nicht nur Physiker wissen darum Bescheid, sondern ebenso Künstler und Therapeuten. Weiers ist Künstler und Therapeut. Einer, der mit Heilung zu tun hat, kennt nicht nur Ordnung, sondern auch das Heilsame des Chaos…Ordnung hat eine starke Potenz, Mächtigkeit in sich, der wir den Namen Schönheit geben können. Harmonik ist insofern Schönheitsdenken… Harmonik ist nicht blind und unwissend gegenüber der Schärfe von Dissonanz… Der Harmoniker hat das Staunen und das Begeistert-Sein nicht verlernt, er kann von Schönheit im Zahlenreich, in Geometrie, Astronomie, Kristallographie, usw. berührt sein, sogar schwärmen. Ein Harmoniker ist ein bewegter – und bewegender – Mensch. Dem Bewegt-Werden entspringt das Bewegt-Sein, das Bewegen, das Mit-Bewegen.

Harmonik ist zugleich zusammenschließendes, integratives Denken, und folglich schwingt der Integrationswille, das Integrationsstreben im harmonikalen Menschen mit….

Weier´s Harmonik hat sehr konkret gesagt, dass sich 2:3 als zentraler Logos darstellt: Yin/Yang, weiblich/männlich,

Polarität. Dieses Verhältnis 2:3 hat mit Lebewesen zu tun und ist folglich für heilendes Tun von Bedeutung. In ihrer Verbindung der beiden Pole Yin (Qualität der Zahl 2) und Yang (Qualität der Zahl 3) hat 2:3 etwas Ganzes, Stabiles.

Prof. Dr. Werner Schulze, aus:
Schriftenreihe des Arbeitskreises für
Harmonikale Therapie

Diese Festrede, vom Universitätsprofessor für Musik und Darstellende Kunst in Wien anlässlich der umfassenden Werkschau von Dr. med. Hans Weiers (1920 – 2005) gehalten, fasst das Lebenswerk dieses Arztes und Künstlers zusammen. Hans Weiers stellte sich die Frage, wie man die harmonikalen Gesetze, die unsere Welt bestimmen, in die medizinische Wissenschaft umsetzen und in der Therapie anwenden könne. Sein Grundgedanke war:

Einem aus dem gesunden Gleichgewicht geratenen Organismus wird durch zwei in einem polaren Gleichgewicht schwingende Wellen eine neue Gleichgewichtslage induziert. Es sind nach seiner Erkenntnis dank 40 Jahren Praxiserfahrung zwei Wellen = schwingende Informationen notwendig, die den Organismus aus den pathologischen Symptomen in Richtung der Homöostase führen. Er war seiner Zeit weit voraus, indem er ferner erkannte, dass die therapeutische Wirkungsweise nicht komplementär, nicht ergänzend, sondern induktiv ist.

In einem Gespräch sagte er: „Die beiden polaren Wellen sind Ausdruck des Yin – Yang-Prinzips in der Proportion 2 : 3. Die Polaritäten finden sich auch in den verschiedenen Körperfunktionen wie Einatmung – Ausatmung, Systole – Diastole, Oxidation – Reduktion, Ionen-Gleichgewicht in den Zellen, Sympathikus – Parasympathikus. Auch im

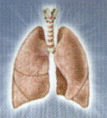

Organbau treffen wir auf diese Proportion wie zum Beispiel in der Lunge – links 2 Lappen, rechts 3 Lappen – und bei den Blutparametern[9]. Unter harmonikalen Aspekten können wir auch Farben nach Frequenzen, Wellenlängen und Intervallen ermitteln. Zum Beispiel entspricht das Farbenpaar Rot – Blau mit dem Wellenlängenverhältnis 2 : 3 (660:440 nm) dem Tonintervall der Quinte."

Hans Weiers erforschte das gleichgewichtsfördernde Quint-Prinzip klanglich und bildnerisch. Seine Patienten betrachteten Gemälde in Rot und Blau und wurden mittels eines klangerzeugenden Gerätes (Biosonor) in den Klangraum einer Quinte gesetzt. Sie empfanden beides als besonders ausgleichend und heilungsfördernd. Auffallend positiv und in erstaunlich geordneten Bahnen verliefen die Heilungsprozesse bei schweren Atemwegsstörungen wie Asthma bronchiale, chronischer Bronchitis und bei Durchblutungsstörungen. Hans Weiers erklärte mir, dass die außerordentlich positive Wirkung im Gleichklang mit der physiologischen Sauerstoffaufnahme im Blut erfolgte, wenn die Patienten beim Einatmen ihre Konzentration auf die rote Farbe im Gemälde und beim Ausatmen auf die blaue Farbe lenkten. Er entwarf „Quintenbilder" in vielen Größen und da er ihre Heilinformation bestätigt fand, entwickelte er so genannte „Balinducte" und Geräte. Bei meinem letzten Besuch schenkte er mir ein Balinduct (**Bal**ance **indu**ziert), das ich immer bei mir trage und das mir schon in vielen Situationen geholfen hat, in meiner Mitte und energiestark zu bleiben, wenn ich im Elektrosmog technischer Aufnahmegeräte stundenlang Seminare abhalte.

9 Auf die Proportion 2 : 3 bei den Blutparametern gehe ich ausführlich in Band 1 „Blut – flüssiges Bewusstsein" ein.

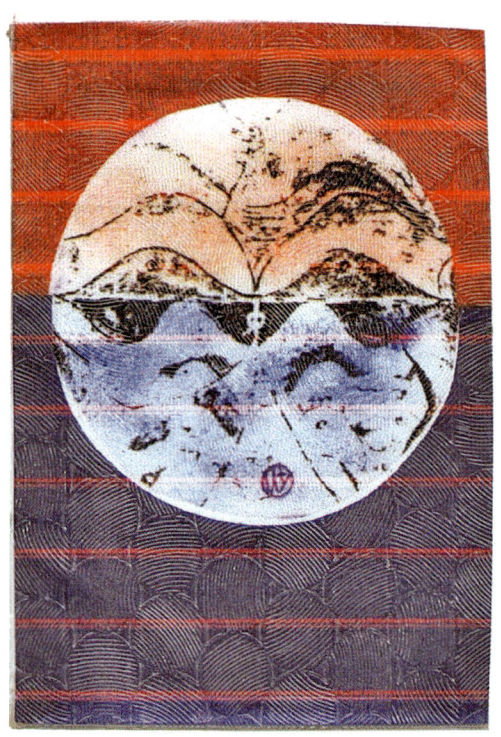

Abb. 10 Balinduct

Die Natur sucht offensichtlich harmonikale Lösungen (diese sind meist einfache Lösungen in niederer Ganzzahligkeit), und der forschende Verstand ist oft überrascht, wenn er den einfachen Lösungen der Natur begegnet… Es gehört zum Wesen harmonikalen Denkens, Kunst und Wissenschaft zu verbinden, auf gleicher Stufe anzusiedeln… Harmonik bestätigt Kunst nicht durch Wissenschaft und Wissenschaft nicht durch Kunst… die seit Jahrzehnten betriebene Forschung führte zum Ergebnis, daß die zeitlichen Abläufe im menschlichen Organismus, die chronobiologischen Grund-Rhythmen, niedrig-zahlige harmonikale Konstanten ergeben, die fast ausnahmslos aus den Zahlen 1 bis 4 gebildet werden.

Schulze, ebenda

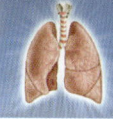

Die Vertreter der Harmonikalen Therapie, allen voran Hans Weiers, interessierten sich ausschließlich für das innere Gleichgewichtsgeschehen im Organismus. Der Ausgangspunkt waren die kybernetischen Gleichgewichtsregulationen bzw. Selbstheilungsprogramme als Vorbilder für ganzheitliches Heilen. Das Ziel war, in einem komplexen und komplizierten Zustand der Unordnung chronischer Krankheiten wieder eine Balance herzustellen.

homöopathischen Prinzip. Dazu gehören dann arzneiliche, biophysikalische und harmonikal-künstlerische Heilmethoden…

Die harmonische Proportionalität offenbart sich sowohl im rhythmisch-antagonistischen Polaritätswechsel der Atmung mit den verbundenen Stoffwechselvorgängen, der Oxydation und Reduction des Blutfarbstoffs als auch im feinstofflichen Bereich neuraler Vorgänge. Es ist dabei nicht abwegig, unsere Sinnesreize über Hören, Sehen und Fühlen bewußt auf die vorgegebene harmonische Naturordnung einzustimmen oder in Erkrankungsfällen wiedereinzustimmen.

Wenn wir Wechselwirkungen zwischen Krankheitszustand und passendem Heilmittel biophysikalisch unter dem Aspekt von Wellenbeziehungen sehen, ergibt sich eine neue Transformationsbasis für Therapien nach dem komplementären

Schulze, ebenda

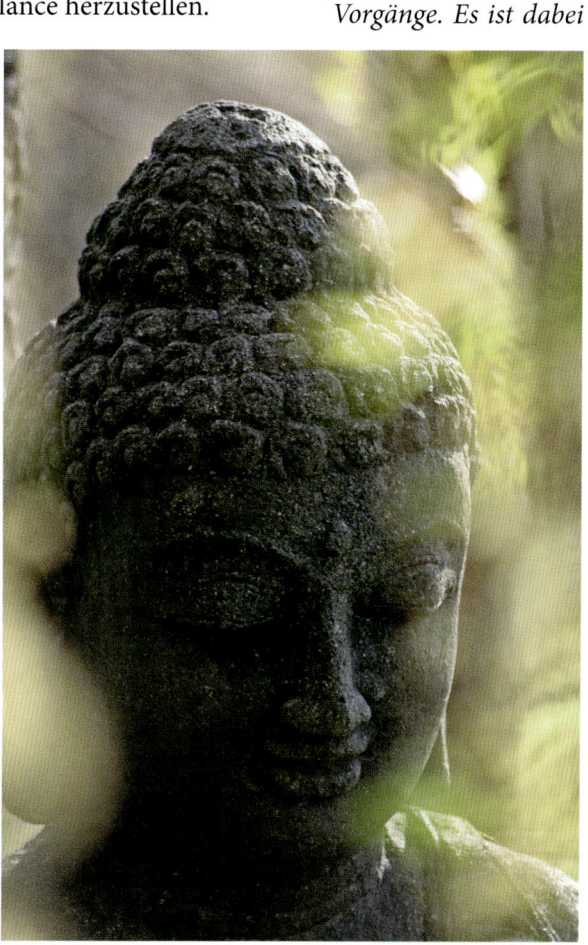

Ich atme ein, ein Gefühl der Freude empfindend.
Ich atme aus, ein Gefühl der Freude empfindend.

So übt er sich.

Buddha Gautama

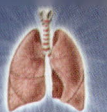

3. Der Atem
aus spiritueller Sicht

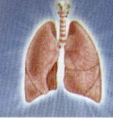

Eingangs habe ich schon mein Verständnis von Spiritualität dargelegt. Der Atem impliziert den Bezug zum irdischen Leben und zur Lebensfähigkeit in der jetzigen Inkarnation. Das Ego-Bewusstsein dient ebenfalls der Lebensfähigkeit in der irdischen Raum- und Zeitbegrenzung. Dieses Bewusstsein ist in ein größeres Ganzes eingegliedert, das ich das höhere oder kosmische Bewusstsein nenne und das Ausdruck der schöpferischen Natur ist. Ihre Gesetze zu achten und sie im Mikrokosmos des menschlichen Lebens wiederzuerkennen, erfordert eine grenzüberschreitende Wahrnehmung für das innere Wesen der Phänomene, die unser Leben ausmachen. Auf unser Thema übertragen heißt das: Die spirituelle Betrachtung der Atmung als Synonym für Bewusstsein schließt die Beziehung zwischen physischen, emotionalen und mentalen Aspekten des Atemvorgangs ein. Je nachdem, was der Atem nach innen und außen transportiert – Sauerstoff, Kohlendioxid, Emotionen, Gedanken, Ideen, Klänge, Worte – beeinflusst er in allen Qualitätsgraden das Bewusstsein.

Das freie Strömen des Ein- und Ausatmens ist in allen seriösen, vor allem asiatischen Bewusstseinsschulungen die Grundvoraussetzung. Darauf bauen sich viele Atemübungen auf, die alle den Sinn haben, die Qualität des Atmens in Tiefe und Weite zu erhöhen bzw. zu verfeinern. Der Atemstrom dient als Vehikel für die Entfaltung der Hellsinne – Hellfühlen, Hellhören, Hellsehen, Hellriechen, Hellschmecken – und für die Erlangung bestimmter Bewusstseinszustände, um die imaginäre Wand zwischen der vergänglichen, dualistischen Seinsebene und der großen LEERE oder des EINSSEINS, der Quelle unendlicher Möglichkeiten zu durchbrechen. Dazu muss das Ego-Bewusstsein in den Hintergrund treten und durch innere Sammlung auf einen vom Atemströmen bewegten Meditationsinhalt der bewussten Erfahrung des höheren Selbst Platz machen. Einfach nur einen Meditationsinhalt mental zu bewegen oder gar intellektuell zu analysieren, bringt keine Bewusstseinserweiterung, sondern fördert nur das, was ja gerade überwunden werden soll: Vorstellungen und Gedankenkonstrukte. Darum steht in den alten Bewusstseinsschulungen Asiens die Beherrschung der Atemkraft für ein paar Jahre im Vordergrund. Dann ist das „Vehikel" so verfeinert und gestärkt, dass es jeden Grad der Konzentration auf einen Meditationsinhalt gewährleistet. Das Erlebnis der Erleuchtung hängt nicht vom Bild oder mentalen Meditationsinhalt ab, sondern von der frei fließenden Atemkraft, auf der dieser Inhalt reist. Der Meditierende nimmt den Atem und den Meditationsinhalt bewusst wahr und kann sich jederzeit, wenn andere Bilder, Gefühle und Gedanken auftauchen, sofort über den Atem zur Übung zurückfinden.

Unter den asiatischen Bewusstseinsschulungen ragt die zenbuddhistische insofern heraus, als sie seit Buddha Gautama in lückenloser Folge Zenmeister seit 2500 Jahren hervorbrachte. Unter ihnen waren einige, die genaue Anweisungen hinterließen, welche Übungen sich als sinnvoll und heilsam erwiesen. Immer war das spirituelle Wachstum mit der Achtsamkeit auf einen gesunden Körper verbunden. Da dem Atem als vielschichtigem Vehikel für die Entwicklung von physischen, mentalen, künstlerischen und spirituellen Qualitäten die größte Aufmerksamkeit galt, sind die biografischen und autobiografischen Schriften der Zenmeister sehr aufschlussreich. Ich möchte dazu zwei Zitate anführen:

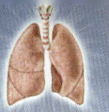

Bereite dir eine Matte mit Bettzeug, das angewärmt ist, und dazu ein Kissen… Lege dich mit dem Gesicht nach oben und strecke deinen Körper vollkommen gerade aus. Schließ deine Augen und sperre die Herz-Energie in deiner Brust ein. Lege eine Gänsefeder an deinen Nasenausgang. Wenn dein Atem die Feder nicht stört, zähle so dreihundert Atemzüge. Erreichst du dabei einmal einen Zustand, in dem deine Ohren nicht hören und deine Augen nicht sehen, dann werden dich Kälte und Hitze nicht länger beeinträchtigen…

Wenn du hungrig bist, dann iss etwas, aber höre auf zu essen, bevor du satt bist. Mache einen langen, gemächlichen Spaziergang, bis sich dein Appetit wieder bemerkbar macht. Dann betritt einen stillen Raum und setz dich aufrecht hin. Beginne ein- und auszuatmen, zähle deine Ausatmungen. Zähle aufmerksam von zehn bis hundert und von hundert bis tausend. Wenn du tausend Ausatemzüge gezählt hast, sollte dein Körper so fest und ruhig wie ein Felsen sein, dein Herz so gelassen und unbeweglich wie der leere Himmel…Du wirst mit einer vollendeten Klarheit erkennen, dass all die Krankheiten, an denen du gelitten hast, jedes der unzähligen Leiden, die du seit dem anfanglosen Anfang erfahren hast, alle von selbst verschwunden sind.

Hakuin Zenji, Wilder Efeu

Diese Anweisungen erhielten Mönche, die durch einen Hang zur Askese oder durch zu lange und verbissene Meditation krank wurden. Wir erfahren auch, wie ein bewusster Atem sein sollte: so zart und gleichmäßig, dass sich weder eine Kerzenflamme oder eine Flaumfeder vor der Nase bewegen. Das bedeutet, die physische Atembewegung des Zwerchfells ist minimal, aber vollkommen gleichmäßig fließend. Darin liegt die Kraft.

Durch die Schriften einiger Zenmeister, besonders des oben zitierten Japaners Hakuin Zenji (1685-1768) erfahren wir auch, wie der spirituelle Aspekt der chinesischen Medizin bzw. der Elementenlehre ganz pragmatisch in der Bewusstseinsschulung umgesetzt wurde. Es war nicht erlaubt, einen Körper zu öffnen. Alle Details der Organposition und Organfunktion wurden im Ätherkörper, dem energetischen Doppel des physischen Leibes wahrgenommen. Folglich ist auch die Sprache ganz von energetischen Begriffen geprägt:

Die ausgeatmete Luft strömt aus dem Herzen und aus den Lungen; die eingeatmete Luft kommt durch die Nieren und die Leber herein. Mit jeder Ausatmung bewegen sich die schützende Energie und das nahrhafte Blut jeweils drei Zoll in ihren Bahnen vorwärts; sie rücken auch mit jeder Einatmung drei Zoll voran. Alle vierundzwanzig Stunden gibt es 13.500 Ein- und Ausatmungen und die schützende Energie und das nahrhafte Blut vollziehen fünfzig komplette Zirkulationen durch den Körper…

Wenn ein Mensch, der dieses Prinzip nicht kennt, sich zu hart in der Versenkungsübung bemüht, dann wird das Feuer in seinem Herzen gewaltig nach oben drängen, seine Lunge versengen und ihre Funktion beeinträchtigen.

Da ein Mutter-Kind-Verhältnis zwischen der Lunge, die das Metall-Prinzip repräsentiert, und den Nieren, die das Wasser-Prinzip repräsentieren, in Kraft ist, sind,

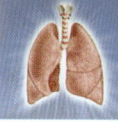

wenn die Lunge leidet und beeinträchtigt wird, die Nieren ebenso geschwächt und entkräftet. Die Schwächung der Lunge und der Nieren entkräftet und schwächt ebenfalls die anderen Organe und stört die richtige Balance innerhalb der sechs Eingeweide.

Hakuin Zenji, ebenda

Mit den „sechs Eingeweiden" oder „sechs Schätzen" sind Dickdarm, Dünndarm, Gallenblase, Magen und Dreifacher Erwärmer gemeint. Letzterer ist ein Netz von Energiebahnen, das sich an den Stoffwechselprozessen beteiligt und die drei Körperhöhlen verbindet: über dem Zwerchfell den Brustraum mit Lunge und Herz, unter dem Zwerchfell die obere Bauchhöhle mit Magen, Milz, Leber, Gallenblase und Dünndarm und Dickdarm. Die dritte Höhle wird als „über der Harnblase" beschrieben und bezeichnet die Beckenorgane. Die „sechs Schätze" sind Yang-Organe oder Hohlorgane, die in der spirituellen Schulung mit der herab fließenden Yang-Energie der Sonne und des Kosmos gleichgesetzt werden. Es wurde größter Wert darauf gelegt, dass durch eine Atemschulung keine Staus und Ablagerungen in diesen Organen und ihren Energieleitbahnen entstehen, sei es durch unzuträgliche Nahrung oder durch zu fanatisches Meditieren. Der/die Übende sollte durchlässig werden, die Körperfunktionen sollten frei und leicht „fließen", damit keine Energie aufgewendet werde oder verloren gehe.

Diese wenigen Hinweise, welche ganzheitliche Bedeutung dem Atem zukam, mögen genügen, um wenigstens ansatzweise zu begreifen, wieso so viele Zenmeister bis ins hohe Alter gesund und humorvoll blieben, obgleich sie in zugigen Klöstern, unwirtlichen Bergklausen oder in ärmlichen Verhältnissen lebten. Alle

asiatischen Kampfkünste wurzeln in der Beherrschung des Atems und der Energiebündelung im Bauch oder noch genauer zwei Fingerbreit unter dem Nabel, wo man das „Reservoir der vitalen Energie" in einem so genannten „Elixier-Feld" wahrnahm und später „Hara" (wörtlich: Bauch) nannte. Viele Künste sind aus dem Zen hervorgegangen, die sich alle darin ähneln, dass der Atem in der Stille und in der Bewegung geschult wurde. Werden Zazen (wörtlich: so sitzen) oder die Zen-Künste in den Westen gebracht, wird in der Regel nur die kontemplative Seite betont und leider nur sehr selten das ganzheitliche Schulungskonzept mit Atem – Stille, Atem – Bewegung und Atem – schöpferischem Selbstausdruck[10].

Die eigentliche Ausprägung des Zen-Buddhismus mit dem Schwerpunkt auf dem „Einfach-nur-Atem-strömen-lassen" entwickelte sich in China, Japan und Korea. Einer der großen chinesischen Altmeister, Chuang Tzu[11], sagte etwas, das interessanterweise auch eine zentrale Erkenntnis westlicher Gesangskunst (Belcanto) ist:

Der wahre Mensch atmet von seinen Füßen aus.

Der gewöhnliche Mensch atmet vom Hals aus.

Wenn die vitale Energie der untere Erwärmer ist, dann sind die Atemzüge lang.

Wenn die vitale Energie der obere Erwärmer ist, dann sind die Atemzüge kurz.

---

10 Ich hatte das Glück, unter der Zen-Meisterin Kôun-An Dôru Chicô Rôshi (Brigitte D´Ortschy, 1920-1995) 13 Jahre geschult zu werden und alle drei Ausdrucksformen des Zazen als Einheit zu erleben.

11 Diesen Hinweis erhielt ich in einem Gespräch mit Kôun-An Dôru Chicô Rôshi.

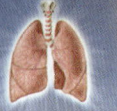

In unsere Sprache übertragen heißt das, der Atemschwerpunkt liegt unterhalb des Zwerchfells, im Hara. Dahin lenkt der atemgeschulte oder im spirituellen Sinne erwachte Mensch, der seine wahre Natur erkannt hat, sein Bewusstsein. Ist der Atem zu flach, wandert der Atemschwerpunkt in Richtung Hals und Schlüsselbeine. Das hat wiederum Kurzatmigkeit zur Folge. Der Sitz des Atemschwerpunkts entscheidet in der Tat über Tiefe, Weite und Länge der Atemzüge. In der Gesangskunst lernt deshalb jeder Profi, mit Bildern zu arbeiten, um das Bewusstsein weg vom Hals und Brustkorb hinunter in den Bauch und rundum in die Flanken und in den unteren Rücken zu lenken. So hörte ich denn auch unzählige Male in meiner Gesangsausbildung: Atme von den Zehen aus. Dann wirst du nie heiser und hast immer genug Luft.

Wenden wir den Blick von der ostasiatischen Schulung des Atems als Grundlage spirituellen Erwachens in den indotibetischen Kulturraum. Dort erfahren wir noch ganz andere ganzheitliche Sichtweisen.

3.1 Das Mandala als Sinnbild des Atems

Ein Mandala (Sanskrit: Kreis, Bogen, Kugel) stellt symbolisch Urformen von Lebensenergien dar. Es enthält immer den Kreis als Symbol für das kosmische Ganze, das Quadrat für die physische, irdische Existenz in Raum- und Zeitbegrenzung und das Dreieck für die Bewegung = Leben = Emotionen.

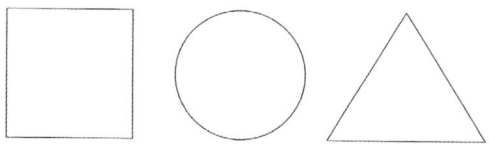

Abb. 11   Die Grundformen des Mandalas

Der Fantasie, wie diese einfachen Elemente kombinierbar sind und durch welche zusätzlichen Symbole sie angereichert werden können, sind keine Grenzen gesetzt. Das beweist die Malkunst des indotibetischen Kulturraumes mit ihren zahllosen hinduistischen und buddhistischen Mandalas und Yantras (Sanskrit: Säule, Stütze, Werkzeug). Sie sind Botschafter „Heiliger Ordnungen" und ewig gültiger Lebensgesetze. In ihrer perfekten Symmetrie gibt es zugleich Bewegung und eine bewundernswerte Lenkung von Energie. Sowohl die Person, die ein Mandala erstellt, als auch der Betrachter kommen in einen Zustand innerer Ordnung, der sich am deutlichsten in der Fähigkeit zeigt, den Atem frei, weit und tief strömen zu lassen[12]. Damit sind wir wieder bei der Atmung als Basis innerer Sammlung und Meditation.

In meiner Praxis habe ich sehr viele Heilungsverläufe chronischer Krankheiten erleben dürfen, bei denen entweder die Patienten von mir ermuntert wurden, ein Mandala zu entwerfen, oder, was noch viel erstaunlicher war, selbst ein Bild malten, das die Grundzüge des Mandalas unschwer erkennen ließ. Hierzu Beispiele von Patientinnen mit physischen und psychosomatischen Atemproblemen infolge von Krebs und Muskelschwund:

---

12 Siehe hierzu mein Buch „Mandala-Malen mit Word für Windows", Edition Elfenohr, s. Lit.-Verz.

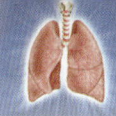

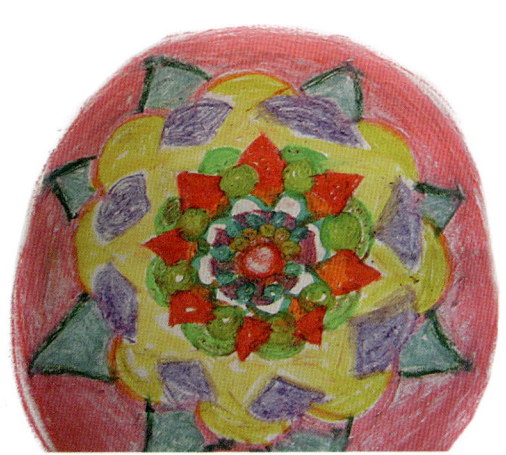

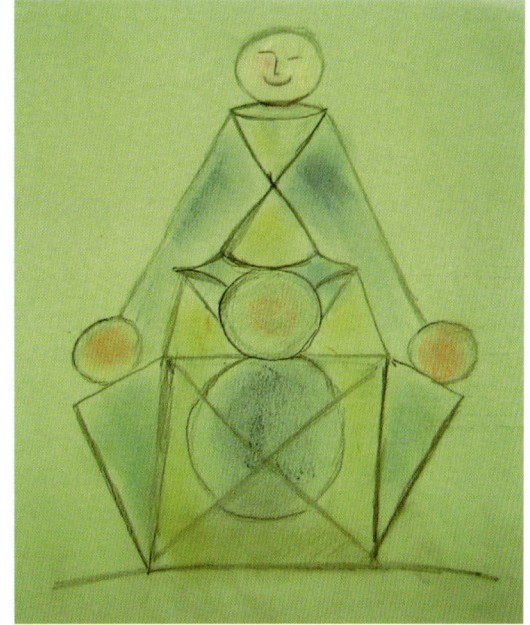

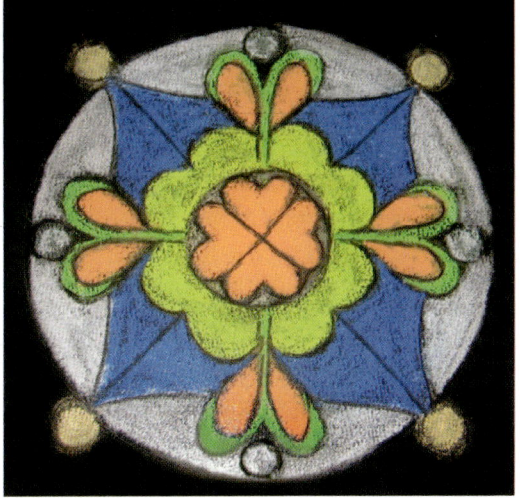

Abb. 12, 13, 14   Heilungsbilder von Patientinnen

In dem Maße wie Patienten wieder zur inneren, ja, ich möchte sogar sagen „Heiligen Ordnung", die das Leben trägt, zurück finden, drücken sie sich schöpferisch durch geordnete Botschaften aus. Was aber besonders ins Auge springt, ist das Heranwachsen ihrer inneren Mächtigkeit durch einen deutlich wahrnehmbaren großen, weiten und tiefen Atem.

Schauen wir uns genauer an, wie die genialen Schöpfer von Mandalas im Zuge der Entwicklung von spirituellen Bewusstseinsschulungen den Atemvorgang darin sichtbar machten und auf engstem Raum die Synergien der Lebensprinzipien darstellten:

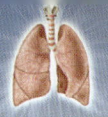

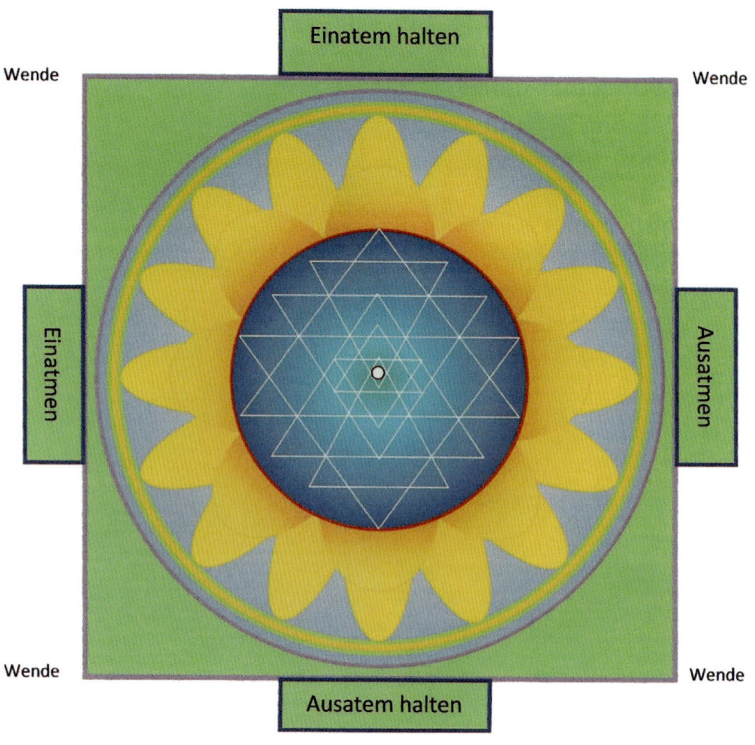

Abb. 15 Atem-Mandala

Was als Erstes ins Auge springt, ist das Quadrat, das Sinnbild für die physische Existenz in ihrer Raum- und Zeitbegrenzung. Es kann als Gefängnis empfunden werden oder als Herausforderung, Materie durch Geist zu überwinden. Letzteres ist der Sinn des Lebens. Diese Erkenntnis ist aber nur in einem Körper möglich, das heißt solange wir inkarniert sind. Die Überwindung der Materie geschieht, indem man sich die physische Gesetzmäßigkeit erst einmal bewusst macht. Darum wird anhand des Quadrates der physische Atem in seinen verschiedenen Stationen und Wandlungsphasen dargestellt. Der Atemvorgang ist gemäß dem Lauf der Gestirne Sonne und Mond rechtsläufig von Osten nach Westen, hier von links nach rechts.

Das Einatmen steht für die Annahme des irdischen Lebens, wie dies auch bei der Geburt deutlich wird. Mit dem ersten Einatmen vollzieht sich die Trennung zwischen Mutter und Kind und akzeptiert das Neugeborene die irdischen Naturgesetze. Mit dem ersten Ausatmen manifestiert sich das Neugeborene in die irdische Seinsebene von Werden und Vergehen, Leben und Sterben. Jedes folgende Einatmen nimmt Leben auf, jedes Ausatmen übt das Loslassen des physischen Leibes. So üben wir das Sterben von Anfang an, wenn wir die Erde betreten.

Am Ende des Einatemvorgangs folgt für einen winzigen Augenblick ein Umkehrpunkt, die Wende zum kurzen Innehalten, ehe wir ausat-

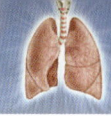

men. Dabei entsteht das Gefühl, ganz mit Luft gefüllt zu sein. Der Brustkorb dehnt sich, das Zwerchfell ist in alle Richtungen geweitet. Dieses kurze Innehalten steht für die maximale Fülle, die wir uns im Leben zugestehen, für das Aufnehmen von Lebenselixier in Form von feinstofflicher Energie bzw. sauerstoffreicher Luft. Einatmen bedeutet Festhalten und Anspannung der physisch-emotional-mentalen Kräfte.

Am Ende des kurzen Haltens der Luft folgt die Wende zum Ausatmen. Auch das ist nur ein Augenblick, aber er ist etwas länger als am Ende des Einatmens. Diese Wende ist von großer Bedeutung, weil hinter ihr die Bereitschaft, die Entscheidungskraft waltet, loszulassen, Unnötiges abzugeben – physisch gesehen das Kohlendioxid, aber auch Gefühle und Gedanken.

Das Ausatmen ist der längste Prozess im Atemvorgang. Das sollte uns zu denken geben, wenn wir in der Praxis Menschen mit Atemproblemen begegnen. In den meisten Fällen liegt das Problem an der sykotischen Fixierung, des Festhaltens an Ideen, Konzepten, Wünschen, kurzum, an allem, was man haben und sein möchte. Die Lösung der meisten Atemwegserkrankungen liegt im Lassen, Loslassen, Entlassen. Dazu fällt mir der schöne Spruch von Johann Wolfgang von Goethe ein:

Im Atemholen sind zweierlei Gnaden,
die Luft einziehn, sich ihrer entladen.
So danke Gott, dass er dich presst
Und dank ihm, wenn er dich wieder entlässt.

Das Ausatmen steht für das Verlassen irdischer Verhaftung, Überwindung der körperlichen Bedürfnisse und das Sterben. Eines Tages tun wir den letzten Ausatemzug und exkarnieren. Solange wir leben, üben wir mit jedem Ausatmen, uns leichter zu fühlen, uns zu entlasten, damit wir einst leicht den physischen Leib verlassen können. Da nichts schwieriger ist, als das vermeintlich Feste, Materielle, Gültige der irdischen Existenz zu überwinden durch Loslassen, hat die Natur weise den Atemvorgang in das Verhältnis 2 : 3 gebettet, sodass das Ausatmen zeitlich länger dauert als das Einatmen und wir Menschen dadurch eine Chance haben, uns der Lebensgesetze inne zu werden. Darum basieren alle alten und neuen seriösen Bewusstseinsschulungen als Erstes auf der Verlängerung der Ausatmung. Wenn wir von einem „langen Atem" sprechen, ist damit vorrangig die lange Ausatmung gemeint. Über das Ausatmen werden wir uns erst des Atems bewusst und ohne seine Qualität des Loslassens kann sich das Bewusstsein schwerlich auf geistige oder spirituelle Ziele richten. In ihm liegt die Kraft des Selbstausdrucks durch Sprache, Gesang und schöpferische Manifestation. Im Einatmen erschaffen wir die Idee zu etwas, was wir ausdrücken wollen. Durch das Ausatmen wird die Idee wahr-haftig, wirklich, sichtbar, hörbar, fühlbar und erfahrbar mit allen physischen und intuitiven Sinnen. Das Einatmen steht auch für das lunare, weibliche Naturprinzip, das Nährende und vermehrende, die potenzielle Fülle. Das Ausatmen steht für das solare, männliche Naturprinzip der Verwirklichung. Auch das sollte uns zu denken geben. Schöpferische Kraft, Inspiration und spirituelle Erkenntnis bedarf der Ver-**wirk**-lichung. Das Wirken ist der Schaffensprozess im Hier und Jetzt der Inkarnation. Das geschieht durch Loslassen und Entlassen. Ist der Ausatemvorgang zu kurz, steht dahinter unbewusst die

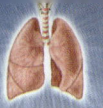

Tendenz, in der Vorstellung und Theorie einer Idee zu verweilen und nicht in die Tat zu gehen. Auf diese Weise kann man Glaubenssätze, Ideen und Konzepte konservieren und Fanatismus entwickeln. Erst das Ausatmen zeigt, welche Qualität die Vorstellung von Etwas wirklich hat. Im Loslassen offenbaren sich die Lauterkeit der Absicht und das Bewusstsein, das die Ideen hervorbringt.

In der indischen Mythologie gibt es dafür ein sinnreiches Bild: Garuda, der mythische Vogel als Symbol für das latente Schöpfungsprinzip, das GROSSE NICHTS, das unendliche Möglichkeiten enthält, trägt auf seinem Rücken den Schöpfergott Visnu. Bevor die Schöpfung in Erscheinung treten kann, durchfliegt Garuda die leeren Welten und prüft, ob ALLES für die Verwirklichung bereit ist. Dann fliegt er mit Visnu erneut, der die unendlichen Möglichkeiten des Seins einatmet und dadurch die Welt erschafft. Durch Visnu´s unendlich langes Ausatmen wird sie wirklich, sichtbar und manifest.

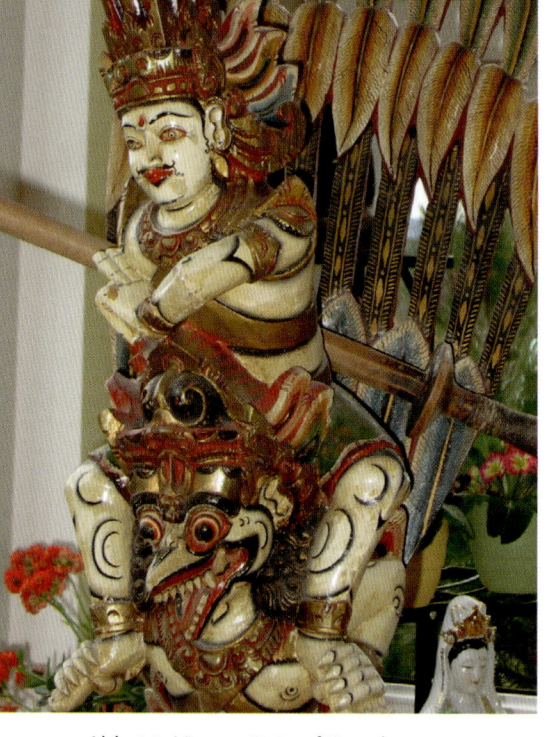

Abb. 16 Visnu reitet auf Garuda

Am Ende des Ausatemvorgangs tritt eine erneute Wende ein und zwar die Entscheidung, ob wir weiter leben oder ob wir den Körper endgültig verlassen und exkarnieren. Dem Wendepunkt folgt ein Innehalten, das etwas länger währt als das Innehalten nach dem Einatmen. Die Wende vom Ausatmen zum Einatmen rechts unten im Mandala durchzieht unser ganzes Leben und findet in allen möglichen Variationen statt. Immer wieder stehen wir vor der Entscheidung, das Leben anzunehmen, so wie es ist. Wenn wir losgelassen haben, was folgt dann? Es bieten sich immer zwei Möglichkeiten: entweder erneut in die Tat zu gehen, die Herausforderungen des Alltags anzunehmen, die Kräfte zu sammeln, sich anzuspannen und dem nächsten Ziel/Höhepunkt zuzustreben. Oder gemäß dem Naturgesetz Leib und Leben loszulassen und in die große Verwandlung der körperlosen Existenz einzugehen. Wenn uns diese Zusammenhänge bewusst werden, gehen wir auch bewusster mit unserer Lebensspanne um, prüfen genauer, worin wir unsere Lebensenergie eingeben. Das geschieht auf natürliche

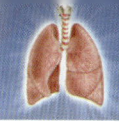

Weise im Alter, aber es ist sinnvoll, sich schon als junger Mensch für den Kreislauf den Seins zu öffnen, seine Lebensaufgabe zu erkennen und nach dem Sinn des eigenen Daseins zu forschen.

Das Innehalten nach dem Ausatmen dauert länger als das nach dem Einatmen. Wir sehen oder besser, wir spüren, wenn wir den Atemvorgang bewusst vollziehen, dass die Natur uns mit jedem gesunden Atemvorgang die Wahl lässt zu leben oder zu sterben und dass die Entscheidung etwas mehr Zeit benötigt. Daher nehmen die Stationen „Ausatmen, Wende, Halten, Wende" vor dem Einatmen etwa zwei Drittel der gesamten Atemzeit ein. Nur im entspannten, gelösten Zustand sind wir parasympathikoton und begreifen besser die uralte Erkenntnis: In der Ruhe liegt die Kraft, um erneut den Kreislauf des Seins in Gestalt des Einatmens zu betreten.

Die differenzierte Betrachtung der Atemstationen hat gezeigt, dass sie verschieden lang sind und verschiedene Funktionen einnehmen. Da mag man sich doch fragen, warum bei so viel Unterschiedlichkeit ein Quadrat als Symbol gewählt wurde, bei dem alle Seiten gleich lang sind. In der asiatischen Atem-Kunst wurde nicht allein der Atemvorgang genau beobachtet, sondern auch durch Übungserfahrung herausgefunden, dass Ein- und Ausatmungsvorgang tiefer, weiter und länger werden, wenn man den beiden Ausnahmezuständen im Atemströmen besondere Aufmerksamkeit widmet: dem Anhalten des Atems nach dem Ein- und nach dem Ausatmen. In der Tat, wie an späterer Stelle genau in der Übung erklärt, bauen sich auf diesem Innehalten die natürliche Organmassage, Organdurchblutung und das Zwerchfelltraining auf. Das Symbol des Quadrates weist darauf hin, dass

in der Raum-Zeitbegrenzung des menschlichen Lebens durch die Atemkraft Grenzen überschritten werden können. Das bedeutet erstens, dass der physische Atem größer werden kann als der natürliche Atemfluss, und zweitens, dass ein Mensch, der das übt, seine Wahrnehmung über die physische Seinsebene hinaus erstreckt. Mit einem Wort: Durch die Erweiterung des Atems geschah – und geschieht immer noch in seriösen Bewusstseinsschulungen – die Öffnung für höhere Bewusstseinsebenen oder Dimensionen, die keiner Raum- und Zeitbegrenzung unterliegen. Der Kreis als Symbol drückt eben dieses aus: der ewig während „Atem" des Lebens, der nie stirbt und nie geboren wird. Das Ewige und das Sterbliche gehören zusammen, daher sind im Atem-Mandala Quadrat und Kreis immer vertreten.

Im Atem-Mandala sehen wir in der Mitte viele Dreiecke und einen Mittelpunkt. Diese Anordnung von Dreiecken sieht man häufig auf Yantras. Sie symbolisieren vielschichtige Aspekte:

- Das Dreieck steht für die Bewegung, für alles Lebendige und Inkarnierte, so also auch für den Menschen.

- Das Beziehungsgeflecht impliziert das Ich (Selbst), das Du und das Wir (Familie, Mitgeschöpfe).

- Die verschachtelten Dreiecke symbolisieren das Beziehungsgeflecht, in dem jeder Mensch lebt. Man kann es als Verstrickung sehen, aber auch als die Vielfalt, die das Leben ausmacht.

- Für den Menschen ist es eine der zentralen Lebensaufgaben, sich selbst und seine Beziehungen zu Lebenden wie Ahnen in eine „geordnete Transparenz" zu bringen.

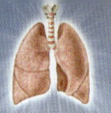

Darum sind die Dreiecke geometrisch angeordnet, obwohl sie auf den ersten Blick verwirrend wirken.

· Um sich aus den Verhaftungen an die Welt der Phänomene, Gedanken und Gefühle (sie stehen für die Außenwelt) zu befreien, wendet sich der Mensch nach innen auf seinen Mittelpunkt. Das ist der Punkt in der Mitte des Mandalas bzw. Yantras.

· Wer meditiert, vollzieht eine innere Sammlung durch Aufmerksamkeit. Damit der Geist nicht dauernd abschweift, braucht der Übende einen Meditationsinhalt. An erster Stelle wird die Aufmerksamkeit auf den Atem gelenkt, indem die Atemzüge von 1 – 10 gezählt werden. Erst wenn der Meditierende seinen Atem frei strömen lassen kann, das Atemströmen bewusst wahrgenommen wird und die Übung des Atemzügezählens die Qualität erreicht, völlig eins mit jedem Atemzug zu werden, folgen andere Meditationsinhalte.

· Wenn auf der Basis des bewussten Atmens allmählich die innere Freiheit und damit die Bewusst-Seins-Erweiterung beginnt, verschwindet der Fokus auf die Welt der Phänomene = Dreiecke und der Meditierende gibt sich in den Kreis, das GROSSE GANZE ein, das die Dreiecke beherbergt.

Wir können im Atem-Mandala somit einen Weg vom äußeren Atem nach innen zum Äquivalent des Atems = Bewusstsein erkennen.

Als letztes Symbol seien im Atem-Mandala die zwei Kreise in Gestalt von acht und sechzehn Lotusblütenblättern betrachtet. Auch darin verbergen sich spirituelle Botschaften:

· Wer meditiert und sein inneres Selbst erforscht, verändert sein Bewusstsein und überwindet das Gefangensein im Quad-

rat = irdische Seinsebene. Die Grenzüberschreitung bedeutet, dass der Mensch im physischen wie energetischen Sinne beginnt, höher zu schwingen.

· Die acht Lotusblätter symbolisieren die erste Stufe der Bewusstseinserweiterung, indem der Übende eine Oktave höher schwingt/klingt und das irdische Leben von dieser erhöhten Warte aus betrachtet.

· Die sechzehn Lotusblätter symbolisieren die nächst höhere Stufe der Erkenntnis, die noch eine Oktave höher schwingt.

Ich verwende bewusst die Verben schwingen und klingen synonym, weil jede Schwingung auch Klang und Farbe sein kann. Im Deutschen haben wir noch die Begriffe „Tonfarbe" und „Farbton", die das sehr schön beschreiben, worum es hier geht. Der atmende Mensch ist ein klingender, schwingender Mensch, auch wenn er in die meditative Stille geht. Um den Bezug Atem – Klang – Farbe auszudrücken, hat man in den östlichen spirituellen Schulungen Mandalas in symbolischen Farben gemalt und sie betrachtet oder visualisiert und dazu bestimmte Mantras (Sanskrit: heilige Silbe, Klang, Denkwerkzeug) rezitiert. Diese Rezitationen fanden immer in einem Klangraum statt, den eine Gruppe Menschen tonlich erzeugt, eingebettet in einen „Klangteppich" aus Oktaven- und Quintenklängen (Bordun) von Saiteninstrumenten.

Zusammengefasst heißt das nun: Das Atem-Mandala ist sowohl eine symbolische Darstellung der Bewusstseinserweiterung durch Atemerweiterung als auch ein Sinnbild für die spirituelle Entwicklung eines Suchenden. Sie könnte nicht treffender und pragmatischer ausgedrückt werden, als durch die folgende Atemunterweisung des Buddha Gautama:

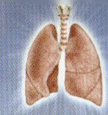

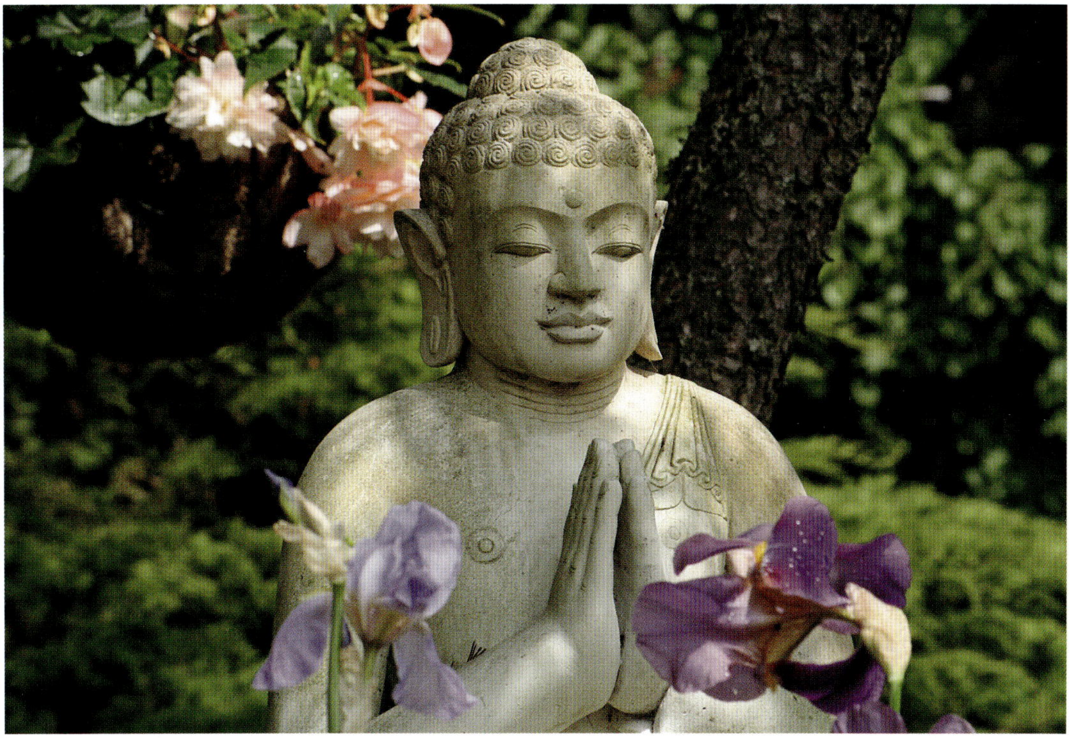

Ich atme ein, meinen Geist befreiend.
Ich atme aus, meinen Geist befreiend.

So übt er sich.

Buddha Gautama

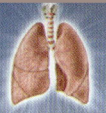

3.2 Die Atem-Kunst

Dieses Buch bietet sicherlich nicht den Ort, in aller Ausführlichkeit auf die Atemschulung als Basis einer spirituellen Schulung einzugehen. Da aber eine Bewusstseinsschulung immer auch den körperlichen Gesundheitsaspekt impliziert und eine ganzheitliche Therapie immer auch den spirituellen Aspekt der Heilung einschließt, gehe ich auf die Grundprinzipien der Atem-Kunst ein.

Die vorausgegangenen Kapitel haben hinreichend das Bewusstsein dafür sensibilisiert, dass bei chronischen Krankheiten, gleich welcher Art, aber ganz besonders bei Atemorganerkrankungen der Atem gepflegt, vertieft und erweitert werden sollte.

Atem ist Leben,
Atem ist Bewusst-Sein.

Wir können das unseren Patienten gar nicht oft genug vermitteln, weil unsere Medizin und Therapieszene von stofflichen Mitteln überflutet ist und einzig den Konsumgeist fördert, nicht das Bewusstsein für ganzheitliche Heilung. Wie der Harmoniker Werner Schulze betont, ist die Natur immer auf einfache Lösungen bedacht. Heilsubstanzen sind künstlich im Vergleich zu dem, was der Organismus selbst an Heilungsprogrammen zur Verfügung hat. Die Atmung ist die Heilquelle schlechthin.

Nun gibt es viele Richtungen der Atemtherapie. Manche sind einfach, manche höchst kompliziert. Sänger können buchstäblich „ein Lied davon singen", wie vielfältig die Meinungen über die „richtige Atemführung" sind. Sobald wir das Feld der Methodik betreten, wimmelt es geradezu von „Einen Wahrheiten", die jede Schule vertritt. Das gilt auch für den therapeutischen und sogar für den eso-

terischen Markt. Ich persönlich habe als ehemalige Konzertsängerin viele verschiedene Gesangsschulen, Atemtherapien und Atemmeditationen kennen gelernt und war bemüht, aus allem eine Essenz zu ziehen, die sich leicht in jeder Lebenslage und unter allen Umständen verwirklichen lässt. Ich hatte das Glück, bei einer meisterhaften Gesangslehrerin, der Ungarin Eva Krasznai-Gombos, das einfachste bewusste Atemströmen zu lernen, das sie kurz nannte: „Mund auf, Bauch rein, vollkommen entspannt und 100 % aufmerksam." Der einzige Unterschied zu meiner vorherigen Zen-Schulung war, dass dabei der Mund zu blieb. Aber ansonsten war das Atemholen und auf dem Ausatem zu singen genau dies: vollkommen entspannt und aufmerksam sein. Diese einfache Art, bewusst mit der Atmung umzugehen und das Zwerchfell rundum zu bewegen, schenkte mir die Freiheit von Heiserkeit oder Indisponiertheit, selbst wenn ich für CD-Aufnahmen bis zu 8 Stunden am Stück virtuose Musik zu singen hatte.

Einen anderen begnadeten Lehrer zum Thema Atem – Bewusstsein hatte ich während meiner Forschungen in Nordindien 1978. Es war die legendäre „lebende Enzyklopädie", der Nepalese Traya Loka Rāṇa, der alle Sutras (Lehrschriften) des Buddhismus und der Yoga-Wissenschaften auswendig kannte. Er war ein Tantra-Meister der nepalesisch-tibetischen Tradition, bei der Atem, Rhythmus, Klang und Körperbewegung (Tanz) eine Einheit bildeten. Er unterwies mich im Prāṇāyāma-Yoga[13], der ältesten und einzigartigen Schule der Atem-Kunst indischen Ursprungs. Die

---

13 Das Sanskrit-Wort ist komponiert aus prāṇa = Lebenshauch, Wind, Atem, Lebensäußerung: Nase, Mund, Augen, Ohren. Auch die Bedeutung: geistige Bewegung = Intellekt. Der Intellekt wird als 6. Sinn verstanden. Der zweite Wortteil ist āyāma = Spannung, Hemmung, Dehnung, Länge. Zusammen ergibt sich die Bedeutung: Atemdehnung.

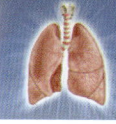

Übungen sind anspruchsvoll. Man schaute bei der schriftlichen Niederlegung auf eine jahrhundertelange mündliche Tradition zurück und beschränkte sich deshalb auf das Notwendigste. Anders gesagt: Die schriftliche Überlieferung setzt vieles voraus, weil sie nur als Gedächtnisstütze dient, wenn jemand einen spirituellen Weg mit praktischer Unterweisung durch einen Lehrer geht. Darum war es sehr hilfreich, von einem Praktiker gerade jene Basisübungen kennen zu lernen, die ich zwar aus dem Zenbuddhismus kannte, aber deren enorme Heilkraft mir noch unbekannt war. Traya Loka Rāṇa war Pragmatiker – ein typisches Merkmal indischer Gedächtnisgenies – und lehrte mich deshalb an erster Stelle, dass die Basis-Atemübungen nichts anderes sind als „Abbilder" menschlichen Verhaltens. Das bedeutete, die Basis des Atem-Yoga entstand, indem man den Atem während emotionaler Regungen beobachtete. Im Folgenden stelle ich einen Übungskanon vor, der sich sowohl bei der Unterweisung von Therapeuten in meinen Kursen als auch bei Patienten als einfach erwiesen hat. Die Beschreibung der Übungen ersetzt selbstverständlich nicht die praktische Anleitung; sie dient lediglich als Information und Impuls, die Bedeutung von Atem und Bewusstsein zu vertiefen.

1. Übung
– Die Körperhaltung „Ich bin"

Setzen Sie sich so auf einen Stuhl, dass sie die beiden Sitzbeinhöcker spüren. Setzen Sie die Füße in Schulterbreite auf den Boden, die Hände liegen locker auf den Oberschenkeln, die Wirbelsäule richten Sie auf, ohne sich anzulehnen. Stellen Sie sich vor, Sie tragen eine Krone auf dem Haupt. Die Augen sind offen, der Blick gesenkt.

Diese Körperhaltung erlaubt ein freies Atemströmen und hat die Botschaft ICH BIN.

Achten Sie nun darauf, dass die Lippen sich sanft berühren, die Zunge am Mundboden liegt, die Kiefern entspannt sind. Die Mundhöhle ist dadurch frei. Lassen Sie den Atem auf natürliche Weise durch die Nase ein- und ausströmen, ohne jede Anstrengung. Konzentrieren Sie sich nur darauf, wie der Atem ein- und ausströmt. Üben Sie dies täglich mehrmals für 3 – 5 Minuten.

2. Übung
– Die Steigerung der Atemqualität

In der Haltung „Ich bin" legen Sie Ihre Hände auf den Bauch, um die feinen Veränderungen in der Atemqualität zu spüren, wenn Sie die Lage der Zunge verändern. Die Zunge ist am Mundboden. Lassen Sie den Atem frei strömen.

Nun heben Sie die Zunge an den Gaumen und atmen weiter. Nach 3-5 Atemzügen legen Sie die Zunge wieder an den Mundboden, nach weiteren 3-5 Atemzügen heben Sie die Zunge noch einmal an den Gaumen und atmen 3-5 Atemzüge. Dann senken Sie wieder die Zunge auf den Mundboden. Was haben Sie gespürt?

Indem Sie die Zunge an den Gaumen heben, wird der Atem flach und entsteht Spannung im Bauch und auf dem Rücken. Sobald Sie die Zunge auf den Mundboden legen, wird der Atem tief und weit und es tritt Entspannung ein.

Die meiste Zeit am Tag sind wir in Anspannung und haben unbewusst die Zunge am Gaumen kleben. Gleichen wir diesen Zustand nicht aus, kommt es zu den bekannten Verspannungen im Zwerchfell und in der Folge davon in den Kiefergelenken, in Bauch- und

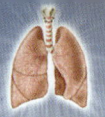

Rückenbereich. Darum ist es ratsam, mehrmals am Tag für eine Minute innezuhalten und Übung 1 durchzuführen.

3. Übung
– Die Zwerchfellatmung

In der Haltung „Ich bin" legen Sie eine Handfläche auf den Bauch, einen Handrücken auf den oberen Lendenwirbelbereich (L 1 – 3), um die feinen Bewegungen des Zwerchfells vorne und hinten zu spüren, wenn Sie die Lage der Zunge verändern. Die Zunge ist am Mundboden. Lassen Sie den Atem frei strömen und konzentrieren Sie sich auf den hinteren Bereich, wo ihre Hand liegt.

Nun heben Sie die Zunge an den Gaumen und atmen weiter. Nach 3-5 Atemzügen legen Sie die Zunge wieder an den Mundboden, nach weiteren 3-5 Atemzügen heben Sie die Zunge noch einmal an den Gaumen und atmen 3-5 Atemzüge. Dann senken Sie wieder die Zunge auf den Mundboden. Was haben Sie gespürt?

Indem Sie die Zunge an den Gaumen heben, wird der Atem flach und entsteht Spannung im Bauch und LWS-Bereich. Sobald Sie die Zunge auf den Mundboden legen, wird der Atem tief und weit und es ist eine feine Atembewegung im LWS-Bereich spürbar.

In unserem Alltag kann von einer „Rundumatmung" kaum die Rede sein. Hinzu kommt, dass die westliche Vorstellung von Tiefatem sich auf den Bauch konzentriert und wir daher sehr einseitig atmen. Damit sich das Zwerchfell beim Einatmen rundum ausdehnt und beim Ausatmen rundum nach oben wölbt, sollten Sie die folgende Übung für längere Zeit durchführen, bis sie das Gefühl von einer Rundumatmung haben.

4. Übung
– Die Rundumatmung

Nehmen Sie die Haltung „Ich bin" ein, die Zunge ist am Mundboden, die Kiefergelenke sind entspannt, der Unterkiefer so weit abgesenkt bei geschlossenen Lippen, dass die Mundhöhle offen ist. Die Hände liegen auf den Oberschenkeln oder berühren sich auf eine beliebige Weise.

Lassen Sie den Atem frei strömen. Lenken Sie Ihre Aufmerksamkeit bei jedem Atemzug auf den Bereich L 1 - 2.

Sie werden nach einer Weile ein gutes Gespür dafür bekommen, wie sich die Flanken, der Unterbauch und schließlich auch innen am Rücken das Zwerchfell bewegen.

Mit diesen vier einfachen Übungen fördern Sie eine für Sie optimale Atemqualität und innere Sammlung, auch „Meditation" genannt. Alles Einfache ist nicht leicht zu verwirklichen, denn es fehlt das Spektakuläre, nach dem unser Ego-Bewusstsein sucht. Sie werden selber erleben: Nichts ist schwieriger, als den Atem frei, gleichmäßig und ruhig strömen zu lassen.

Wenn eines Tages der Atem tatsächlich frei und ruhig strömt und das Zwerchfell seine Bewegung optimal ausführen kann, können Sie sich der zweiten Gruppe von Übungen zuwenden.

5. Übung
– Das Zwerchfelltraining

Auf natürliche Weise trainieren wir die Lockerung des Zwerchfells, wenn wir schluchzen oder lachen. Von diesem menschlichen Gefühlsausdruck hat man in der Atem-Kunst Übungen abgeleitet. Die Basisübung wird in einem langsamen Rhythmus im Vierviertel-

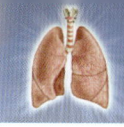

takt ausgeführt. Entweder wählen Sie eine Uhr mit gut sichtbarem Sekundenzeiger oder stellen ein Metronom auf 60 Schläge pro Minute oder Sie wählen eine Musik, die ungefähr dieses Tempo hat. Ideal sind langsame Sätze in der Barockmusik (Concerti grossi).

Nehmen Sie die Haltung „Ich bin" ein, Zunge am Mundboden, Kiefergelenke entspannt, Krönchen auf dem Haupt, Hände auf den Oberschenkeln. Schauen Sie auf den Sekundenzeiger oder hören Sie auf den Takt der Musik.

Atmen Sie im Viervierteltakt, indem Sie das Einatmen durch die Nase wie beim Schluchzen ruckartig und rhythmisch unterbrechen. Dabei sollte sich das Zwerchfell ruckartig nach unten senken. Beim Ausatmen entlassen Sie die Luft bei leicht geöffnetem Mund ebenfalls ruckartig leise pustend. Die Atemsequenz ist:

Vier Taktschläge einatmen, vier Taktschläge ausatmen.

Mit dieser Art des Atmens verlassen Sie das natürliche Verhältnis 2:3 des Atemströmens, um eine spezielle Fähigkeit zu erzielen, hier die Lockerung des Zwerchfells und die Fähigkeit zu weinen und zu lachen. Letzteres spielt in der Therapie chronischer Krankheiten eine große Rolle, besonders bei Blockierungen des Atemsystems.

Im Atem-Mandala entspricht das den beiden senkrechten Seiten des Quadrats – Einatmen und Ausatmen.

Wenn diese Übung problemlos abläuft und sie spüren, dass der ruckartige Ein- und Ausatem gleichwertig sind, können Sie sie verlängern zu:

Acht Taktschläge einatmen, acht Taktschläge ausatmen.

Hierbei wird naturgemäß die Zwerchfellbewegung in kleinere Bewegungen dosiert.

Eine weitere Variante besteht darin, dass Sie bei dieser verlängerten Übung den Mund schließen und nur durch die Nase bei rhythmischer Zwerchfellbewegung ein- und ausatmen.

6. Übung
– Rhythmisches Atmen im Gehen

Gehen Sie hinaus in die Natur und üben Sie das rhythmische meditative Gehen: Die Zunge ist auch hier am Mundboden, die Wirbelsäule ist aufgerichtet und das Haupt wird so gehalten, als würden Sie ein Krönchen auf ihm tragen oder besser: balancieren.

Im Gehen atmen Sie gemäß Ihrem Schritttempo auf vier Zählzeiten ein und auf sechs Zählzeiten aus. Das Gehen sollte elastisch und Ihrem Atem angepasst sein, nicht zu schnell, nicht zu langsam.

Sie werden erleben, dass sich Ihr Atem nicht nur vertieft und erweitert, sondern auch verlängert und verlangsamt. Körperbewegung und Atemfluss müssen eine Einheit bilden. Ist der Atem tief und weit genug, können Sie diese Übung erweitern:

Auf vier Schritte einatmen, auf acht Schritte ausatmen.

Nehmen Sie sich Zeit, ehe Sie diese Atemverlängerung ausführen, denn auch hierbei sollten Sie nie „aus der Puste" kommen. Es dauert eine Weile, bis Atemfluss, Rhythmus und Gehbewegung eine Einheit bilden.

7. Übung
– Rhythmisches Atmen im Treppensteigen

Treppensteigen als eine milde Form des Kletterns ist ideal für unseren Bewegungsapparat. Bei keiner alltäglichen körperlichen Heraus-

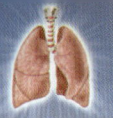
forderung kommen die meisten Menschen so außer Atem wie beim Treppensteigen. Das Problem sind nicht die steilen Treppen, es ist der unrhythmische Atem, denn meistens wird die Luft gestaut.

Suchen Sie sich eine Treppe für die Übung. Wählen Sie ein beliebiges Tempo, in dem Sie hinauf- und hinabsteigen wollen. Indem Sie <u>hinauf</u> steigen, atmen Sie wie bei Übung 5, also ruckartig. Das bedeutet:

Vier Stufen – einatmen, vier Stufen – ausatmen, bis Sie oben auf der Treppe angekommen sind.

Verschnaufen Sie eine Weile, bis sich Puls- und Herzschlag beruhigt haben. Dann gehen Sie die Treppe hinunter:

Vier Stufen – einatmen, vier Stufen – ausatmen, bis Sie unten an der Treppe angekommen sind.

Diese Übung trainiert buchstäblich alle inneren und äußeren Bewegungsfunktionen des Körpers, gesteuert allein durch Ihren Atem.

Es braucht eine Weile, bis Sie eine Treppe hinauf- und hinuntergehen können, ohne Erhöhung der Puls- und Herzschlagfrequenz. Das sollte aber das Ziel sein. An dem Tag, an dem Sie mühelos eine Treppe hinaufsteigen ohne jegliche Anstrengung, erleben Sie, was die Atemkraft in Ihrem Körper, Gemüt und Geist bewegt und bewirkt.

8. Übung
– Rhythmische Rezitation

Wählen Sie ein Gedicht aus 4 – 8 Zeilen. Lassen Sie den Atem einströmen. Sprechen Sie zunächst eine Verszeile auf dem Ausatmen, dann zwei, drei und schließlich das ganze Gedicht auf einen Ausatem. Wenn möglich, üben Sie die Rezitation im Sitzen und im Stehen.

9. Übung
– Organmassage

Üben Sie im Sitzen, Wirbelsäule aufrecht, Zunge am Mundboden, Krönchen auf dem Haupt. Lassen Sie den Atem ein, zwei Minuten entspannt strömen.

Nun lenken Sie die Aufmerksamkeit auf das Atemhalten: Atmen Sie aus. Wenn Sie ganz ausgeatmet haben, der Bauch wird nach innen gezogen, **halten Sie für zwei bis drei Sekunden den ausgeatmeten Zustand und dehnen nun bewusst die Rippen.** Es entsteht ein Zug bis zur Kehle und der Bauch wölbt sich nach innen. Bleiben Sie dabei aufrecht sitzen. Atmen Sie ein und üben Sie das Ausatem-Halten erneut.

Nun lenken Sie die Aufmerksamkeit auf das Halten des eingeatmeten Zustands, indem Sie einatmen und wenn Sie das Gefühl haben, ganz mit Luft gefüllt zu sein, **dehnen Sie bewusst die Rippen noch ein wenig mehr, halten für 2- 3 Sekunden den Atem.** Achten Sie darauf, dass die Schultern entspannt nach unten hängen! Dann atmen Sie aus und atmen normal, bis der Atem wieder entspannt strömt. Wiederholen Sie auch dieses Atem-Halten nach dem Einatmen.

Je dreimal den Ausatem und Einatem zu halten reicht. Dazwischen sollte der Atem immer wieder zur Ruhe kommen.

Durch das Anhalten und bewusste Spreizen der Rippen werden die Organe unter und über dem Zwerchfell für einen Moment aus ihrer Lage bewegt, so dass sie rundum besser durchblutet werden und ihre Aufhängung elastischer wird.

Die alten Inder hatten die Vorstellung, dass die Organe auch an ihrer verborgenen Seite, wo sie an Wänden oder mit anderen Organen

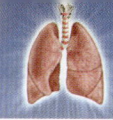

in Berührung kommen, Ablagerungen bilden und diese durch die Organmassage herausgelöst und über Blut und Lymphe abtransportiert werden.

Die Übungen 1 – 8 verordne ich auch älteren Patienten und ich kann bestätigen, dass sie bis ins hohe Alter möglich sind und das Bewusstsein enorm beflügeln. Sie sind eine Herausforderung wegen ihrer scheinbaren Einfachheit. Doch erkennen gerade Senioren, welches Potenzial in den Übungen steckt. Nicht allein, dass der Körper beweglicher, der Atem länger und der Kopf klarer wird. Es tun sich innere Räume auf, die neuen Lebensmut und neue Lebensfreude verheißen. Es gibt wieder eine Zukunft, eine Perspektive und Zuversicht, Neues erleben zu können.

Natürlich sind diese Übungen für jedermann nützlich, auch gute Basisübungen für jeden chronisch Kranken. Nicht zuletzt sehe ich eine Notwendigkeit, dass wir Therapeuten sie beherrschen, denn sie sind auch eine ideale Schulung für Kreativität im Denken, Fühlen und Handeln und für die Konzentration aufs Wesentliche. Das Wesentliche in der Heilkunst ist niemals ein externer Stoff, auch nicht die beste energetische Arznei. Von außen kann Heilung nicht geschehen. Es muss etwas im Patienten zum Erlebnis werden, er muss etwas auf allen Seinsebenen erfahren. Dann begreift er, was das bedeutet: „Nur ich kann mich selber heilen." Sicher bedarf es hier und da auch verschiedener Heilungsimpulse von außen, wodurch unser Wissen und Können auf therapeutischem Gebiet ins Spiel kommt. Aber wir sind die <u>Begleiter</u> eines Heilungsprozesses, nicht der Heilungsprozess selbst.

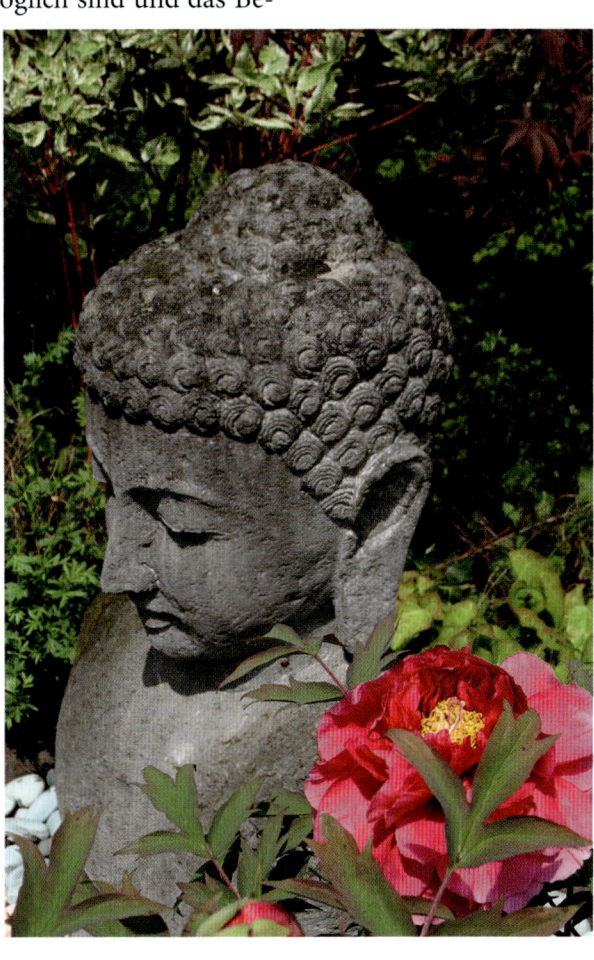

Ich atme ein, meinen Geist konzentrierend.
Ich atme aus, meinen Geist konzentrierend.

So übt er sich.

Buddha Gautama

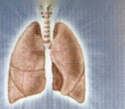

4. Die ganzheitliche Behandlung der Atemorgane

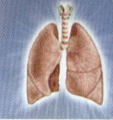

Nachdem wir in einem großen Vorlauf das Atemsystem aus seiner physischen, harmonikalen und spirituellen Sicht betrachtet haben, sind wir bestens gerüstet, einen chronisch Kranken mit Atemwegsproblemen ganzheitlich wahrzunehmen und zu behandeln. Es ist nicht das Wissen, das einem das Wesen von Heilung erschließt. Es ist die Erfahrung des Heilungsprozesses, der einem das Wissen erschließt. Das ist der Unterschied zwischen theoretischem Wissen und Wissen aus erster Hand, der eigenen Erfahrung. Wenn viele Menschen in der ganzheitlichen Behandlung chronisch Kranker ähnliche Erfahrungen mit Heilungsimpulsen erleben, können wir daraus eine gewisse Sinnhaftigkeit der Verordnungen schließen, aber keine Regel und erst recht kein Rezept. So sind denn auch meine Ideen Teil eines gut funktionierenden Konzepts, aber vielleicht auch nur eine Anregung für die Kollegen, selber ein schlüssiges Behandlungskonzept zu kreieren. Da ich hauptsächlich miasmatisch denke und mich deshalb eng an die Selbstheilungsprogramme des Organismus halte, hat für mich die Verordnung rhythmisierender Impulse oberste Priorität. Dazu zählen Übungen, die den Patienten in die Lage bringen, anders zu denken, zu fühlen und zu handeln. Machen wir uns klar:

Die Heilung des Patienten findet zu Hause statt, nicht in der Praxis!

In der Praxis können wir den Weg zur Heilung bereiten, auch spontane positive Reaktionen herbeiführen, wenn Raum, Zeit und Resonanz stimmig sind. Man erlebt, was möglich sein könnte – Schmerzfreiheit, mehr Bewegungsfreiheit, besserer Atem. Doch die eigentliche Veränderung und Heilung geschieht im privaten Alltag der Patienten. Ihre Leistung besteht darin, alte Bahnen, Denkmuster und Verhaltensweisen zu verlassen. Wie geschieht das? Durch Üben! Nur Übung verändert körperlich, emotional, mental und spirituell. Mein Eindruck ist, wir brauchen in der Zukunft wesentlich mehr Ideen, wie wir die Patienten anregen, selbst etwas zu üben auf allen Seinsebenen als noch mehr Pillen und Geräte zu erfinden. Das sei noch einmal grundsätzlich erwähnt, weil die meisten Patienten und viele Therapeuten auf den Konsum von Arzneien fixiert sind.

Gleichwohl brauchen wir Arzneien als zusätzliche Impulse. Dazu zählen die von Natur aus rhythmisch schwingenden Arzneien wie Homöopathika, Pflanzenheilmittel, natürliche Mineralien, Öle oder Edelsteine und manuelle Therapien. Der menschliche Organismus, selber ein schwingendes, klingendes „Orchester", kann solche Heilungsbotschaften besonders leicht „verstehen" und umsetzen. Aber auch allopathische oder synthetisierte Arzneien haben eine kurzfristige Heilwirkung, weil der Organismus sie zunächst nicht „versteht", sondern als fremd einstuft und sofort das Immunsystem alarmiert. Im Zuge dieses Aufruhrs können sich Verbesserungen, Linderungen und Abschwächungen, ja, sogar Beschwerdefreiheit einstellen. Werden isolierte Stoffe (Pharmazeutika, Vitamine, Aminosäuren, Mineralien, Spurenelemente usw.) allerdings weiterhin eingenommen, verliert sich der Reizimpuls und es stellen sich die bekannten Nebenwirkungen ein. Ein allopathisches Mittel ist für die Akutbehandlung ebenso hilfreich wie viele Sorten der Nahrungsergänzungsmittel. Darum ist es nicht nötig, Ja oder Nein zu isolierten Stoffen zu sagen, sondern

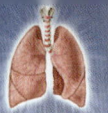

sie als „Stoßtherapie" zu nutzen, um den Organismus in eine heilsame Reaktion zu versetzen und ihm dann eine Pause zu gönnen. Das ist bedeutsam, weil die Stoffe eingeregelt werden müssen und der Organismus seine Selbstheilungsprogramme wieder tätigen sollte. Wenn daher bei Atemwegserkrankungen bisweilen pharmazeutische Arzneien oder isolierte Vitalstoffe eingesetzt werden, ist das für mich soweit in Ordnung, als sie akute Hilfe leisten und dann eine ganzheitliche Behandlung anberaumt wird.

4.1 Heilpflanzen

Ich möchte im Folgenden einige der wichtigsten Heilkräuter vorstellen, die leicht zu beschaffen sind und eine lange Tradition naturheilkundlicher Anwendung in unserer Kultur aufweisen. Jeder Therapeut möge seinen eigenen Schatz an Heilkräutern zusammenstellen, der sich bei Atemwegserkrankungen bewährt. Meine Liste erhebt nicht den Anspruch auf Vollständigkeit, sondern auf eigene Erfahrung. Heute stehen auch viele tropische Heilpflanzen zur Verfügung.

Atemwegserkrankungen haben für uns westliche Menschen eine zweifache Bedeutung. Erkrankungen von Nase und Hals in Gestalt von Erkältung, Schnupfen, Husten und Grippe sind zunächst einmal Reinigungsbestrebungen des Körpers. Wir haben in der Medizin eine solche Paranoia gegenüber Bakterien und Viren als Feindbilder entwickelt, dass wir sie als Ursache der lästigen Erkältung und Grippe wähnen. Aber sie sind nur der Auslöser. Die Ursache liegt in unserer Lebensweise, die dazu tendiert, den Organismus zu versäuern, das heißt ein Maß an Harnsäurebildung zu erreichen, das den Körper zu einer Reinigungsreaktion bewegt. Die Versäuerung des Organismus manifestiert sich in den Atemorganen durch Schleimbildung, die den Nasenrachenraum, aber auch die Bronchien behelligt und schließlich zur Kurzatmigkeit führt.

Bei starker Erkältung oder Grippe stellt sich Appetitlosigkeit ein; der Kranke fastet. Das Fieber bewirkt eine gesteigerte Transpiration. Die Harnsäure wird aus den Depots wieder dem Blut zugeführt. Von dort aus wird sie dann mittels Urin und Schweiß ausgeschieden.

Huibers,
Kräuter für die Atemorgane

Wenn wir der Tatsache ins Auge sehen, dass heute die meisten Menschen keine simple Erkältung oder Grippe erleben, kein Fieber mehr produzieren und nicht mehr schwitzen können, erkennen wir die Folgen jahrzehntelanger Unterdrückungstendenzen durch Antibiotika und Impfwahn. Wir sind so tief im Verständnis von Naturgesetzen gesunken, dass wir es in der ganzheitlichen Therapie nötig haben, Patienten wieder zum Fiebern und Schwitzen zu bringen. Wir sind im Wesentlichen mit hartnäckigen und komplexen chronischen Krankheiten konfrontiert. Die Verschleimung der Atemorgane ist schon bei Kindern an der Tagesordnung. Wir ahnen vielleicht, was die chronischen Blockaden des Atemströmens für das Bewusstsein bedeuten. Es muss sich angesichts dieser Situation niemand wundern, dass sich die allopathische Denkweise „Symptom + Mittel = Symptom weg" aus unserem Konsumbewusstsein entwickelt hat. Was vor 50 Jahren noch an „Hausmittelchen" zur Schleimlösung und Fiebersenkung galt, wird heute durch ne-

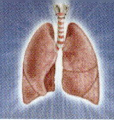
benwirkungsreiche pharmazeutische Arzneien und Grippeimpfungen ersetzt.

Ich bin weit davon entfernt, die Tatsachen und die Herausforderungen an die Heilkunde negativ zu sehen. Ich bin vielmehr davon überzeugt, dass die Entwicklung hin zur Einfachheit und hin zur Respektierung der Naturgesetze, die im Mikrokosmos Körper walten, führen wird. Der Trend zu noch mehr isolierten Stoffen und chemischen „Bomben" sägt den Ast ab, auf dem wir Menschen sitzen. Bisher haben sich die positiven Strömungen der Heilkunde in der Menschheitsgeschichte immer im letzten Augenblick als Rettung und als wegweisend erwiesen. Wenn ich also im Folgenden von einfachen Heilmitteln spreche, bin ich sozusagen der Zeit voraus, obgleich sie der uralten Volksheilkunde entstammen und nichts Neues sind.

4.1.1 Thymian (Thymus vulgaris)

Dieses Heilkraut und Küchengewürz ist hilfreich bei quälendem Husten und starker Verschleimung der Luftwege. Man kann ihn als Tee, Tinktur oder Sirup einsetzen. Mit dem Thymian ist auch eine spezielle Lebenssituation oder ein Menschentyp verbunden, denn es ist auffallend, dass nicht jeder Mensch zur Bronchitis mit Husten neigt. Es kann sein, dass jemand in eine Lebensphase kommt, in der die Wahrung der äußeren Konventionen und mangelnde Flexibilität im Denken, Fühlen und Handeln wichtig zu sein scheint, oder dass jemand zur sykotischen Fixierung neigt, die sich körperlich unter anderem in einer vermehrten Schleimbildung zeigt.

Zur Unterstützung der Thymiangabe kann man in solchen Fällen zusätzlich

zweimal täglich eine Tablette Cuprum D6 verabreichen.

Huibers, ebenda

Selbstverständlich kann man zu aromatischen Pflanzenextrakten und Ölen homöopathische Mittel geben! Wer meint, Kaffee, Aromaöle, Kampfer oder stark riechende Essenzen könnten die Wirkung einer homöopathischen Arznei verhindern, nährt alte Glaubenssätze und vergisst, dass der „moderne Patient" durch dauerhafte Einnahmen von allen möglichen Medikamenten schon so verseucht ist, dass eine hochgradige Regulationsstarre (Sympathikotonie) vorherrscht. Man befasse sich mit den Nebenwirkungen von Markumar oder Cortison oder Chemotherapie oder Bestrahlung und freue sich, dass hier Homöopathie wirksam ist, sofern man nicht den zweiten lähmenden Glaubenssatz nährt, außer Globuli dürfe der Patient nichts einnehmen oder tun.

Samuel Hahnemann war starker Kaffeetrinker und Kettenraucher – auch während der Anamnese!

4.1.2 Spitzwegerich (Plantago lanceolata) und Großer Wegerich (Plantago major)

Die alten Griechen nannten diese Pflanze Heptapleuros (hepta = sieben, pleuros = Rippe). Einen besseren Hinweis auf die Verwendung dieses Gewächses kann man sich kaum denken. Das Wegerichblatt weist in der Tat sieben Rippen auf…

Ein Mangel an Vertrauen in und Glauben an den Mitmenschen kann einem so „die Luft abdrücken" bzw. „den Atem rauben", daß dies unsere Luftwege (kör-

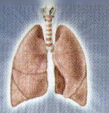

perlich gesehen) ausbaden. Wir können durch die Umstände, die wir vielfach selbst heraufbeschworen haben, dermaßen angespannt und nervös sein, daß uns der Lebensodem förmlich entzogen wird. Wenn es heißt, wer nicht wie ein Kind wird..., so bedeutet das im Grunde, wer nicht frei und unvoreingenommen wie ein Kind ist, wird die kosmischen (d.h. die göttlichen und natürlichen) Kräfte nie zu spüren bekommen.

Huibers, ebenda

Wird Wegerich als Tinktur, Tee oder Sirup eingenommen, löst er die Verschleimung oben und unten: in den Lungen und im Dickdarm. Dieser Bezug erklärt auch indirekt, dass die meisten Erkältungen oder Grippeinfekte die Folge einer Schwächung der Darmflora und Verschlackung des Dickdarms sind.

4.1.3 Salbei (Salvia officinalis)

Diese Heilpflanze wirkt desinfizierend und reinigend auf den Nasen- und Rachenraum und reinigt wie der Wegerich den Darm.

Salbei paßt zu dem Menschentyp, der in seinem Geltungs- und Leistungsstreben förmlich erstarrt ist. Er will jede Minute produktiv nutzen und ist dadurch außerstande, einmal zur Besinnung, zur Ruhe, zur Reinigung und Läuterung zu kommen... er muß lernen, daß Reinigung und Läuterung (entgegen der Auffassung mancher, die darin sinnlose Zeitvergeudung sehen) nicht minder notwendig sind wie das Erbringen einer sogenannten Leistung.

Huibers, ebenda

Wenn wir unsere Patientenschaft unter dem Aspekt des Aktionismus, Workaholic-Daseins, Perfektionismus und Leistungsdenkens betrachten, können wir drei Dinge resümieren: Erstens ist jeder verschleimt, zweitens braucht jeder Salbei, drittens hat jeder etwas buchstäblich „am Hals hängen", was ihm/ihr sowohl verspannte Nacken-Schulterpartien als auch Heiserkeit und Halsentzündungen beschert. Da die natürlichen Reinigungsreaktionen des Organismus meistens blockiert sind, sinken die meisten Erkältungen und grippalen Infekte gleich von der psorischen Ebene tiefer in die Sykose. Deshalb ist es sinnvoll, Salbei mit einer starken Arznei wie *Hepar sulfuris* zu kombinieren. Diese Arznei wirkt hervorragend auf entzündete Schleimhäute der Atemwege, auf die Nerven und auf die Drüsen. Auch sein unzufriedenes, missmutiges, gereiztes, cholerisches Wesen passt gut zum „Salbei-Typ". Wie der Name sagt, besteht auch ein Bezug zur Leber und wir erinnern uns, dass ich schon an früherer Stelle sagte, dass in der Hildegard-Medizin immer die Atemwege zusammen mit der Leber therapiert werden.

4.1.4 Gundermann (Glechoma hederacea)

Auch dieses Gartenheilkraut hat es in sich. Ein aufmerksamer Gärtner wird beobachten, dass der Gundermann (Gundelrebe, Erdefeu) kommt, wenn er benötigt wird. Die Intelligenz der Heilpflanzen, sich dem Menschenreich anzunähern und es zu verlassen – je nach Bedarf –, ist unübertroffen. Natürlich kann man Heilpflanzen anbauen, aber die nicht kultivierten Wildpflanzen verhalten sich noch so.

Der Gundermann führt als Wildkraut im Salat, als Tee oder Tinktur den Schleim ab und

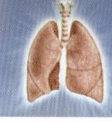

reinigt den Darm. Auch hier gibt es passend zur Heilpflanze einen Typus Mensch oder eine Lebenssituation, in die ein Mensch geraten ist:

Er ist ein mark- und saftloser Typ ohne Schwung, der sich nicht reinigen kann, weil ihm die Kraft dazu fehlt. Er kann mit den Eindrücken, die das Leben ihm zu bieten hat, nichts anfangen. Dabei handelt es sich nicht ausschließlich um körperliche Eindrücke (Nahrung). Der Darm braucht ja eine gewisse Kraft, um die in Form von Speisen auf ihn einwirkenden „Eindrücke" zu verarbeiten. Und diese Kraft fehlt dem Gundermann-Typ, so daß die aufgenommenen Lebensmittel unzulänglich verdaut und erschlossen werden, wodurch der Körper unentbehrliche Stoffe nur beschränkt zugeführt erhält. Genau wie beim Salbei-Typ entsteht dadurch eine Versäuerung des Darminhalts, die in der Erkrankung der Atmungsorgane zum Ausdruck kommen kann.

Huibers, ebenda

Auch dieses Zitat des berühmten niederländischen Astromediziners und Homöopathen Jaap Huibers finden wir in der Praxis bestätigt, denn ein verschlackter Darm ist das Pendant zu verschleimten Bronchien und Schleimansammlung in den Kopfhöhlen. Das weiß jeder Sänger höherer Stimmlagen (Sopran, Tenor): Verdauungsstörungen, Durchfall und Verstopfung trocknen die Rachenschleimhäute aus und beim Singen lösen sich durch die Vibrationen im Kopfbereich die Schleimablagerungen, was außerhalb eines Konzerts ja ein wunderbarer Heilungsakt ist, aber im Konzert existenzielle Nöte hervorruft. Man spricht von der Kunst „um den Schleim herum zu singen",

um sich nicht zu räuspern, was in einer Arie verständlicherweise keinen guten Eindruck macht.

Der skrofulöse Typ (worunter hier der Mensch mit schlecht oder unregelmäßig funktionierenden Drüsen verstanden wird) leidet nicht selten unter Heuschnupfen. Und es hat sich gezeigt, daß gerade dieser Typ bei Heuschnupfen ausgezeichnet auf Glechoma-Tinktur anspricht.

Huibers, ebenda

Dem kann ich nur hinzufügen: Da heutzutage Heuschnupfen eine weit verbreitete, zähe chronische Form angenommen hat, sollte man zur Glechoma-Tinktur gleich Medorrhinum im Wechsel mit Thuja einsetzen, damit von der Sykose aus die skrofulöse miasmatische Belastung ausgeheilt werden kann. An späterer Stelle werden wir dieses Miasma näher beleuchten, da immer wieder auftauchende Atemwegserkrankungen entweder auf einem tuberkulinen oder skrofulösen Miasma basieren.

4.1.5 Alantwurzel (Inula helenium)

Bevor ich über diese Pflanze zu schreiben begann, habe ich mich mit ein paar tiefen Atemzügen an dem von dieser Wurzel verströmten, einmaligen, fast sakralen Duft delektiert… man kann ihn in sich aufnehmen, diesen Duft, und fühlt sich dabei schon fast in eine höhere geistige Sphäre entrückt.

Huibers, ebenda

Schon in der Renaissance galt Alant als großes Heilmittel bei Atemnot, Bronchienverschleimung, Magenschwäche, Verstopfung

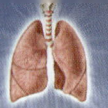

und Seuchenausbruch. Sehr apart schmeckt der Alant-Wein (getrocknete Wurzel in Wein legen), der in gut sortierten Hildegard-Heilmittelläden auch als fertiges Produkt vorrätig ist. Alant wirkt besonders auf die Beziehung Atemorgane – Magen ein. Bei wem kommt das in Betracht? Bei Patienten, die zu viel Kopfarbeit leisten und keine rhythmische Körperbewegung ausüben – wohl das Gros der Jugend. Magenprobleme sind an der Tagesordnung, die ständige Verschleimung wird zur Regel. Erst wenn heftige Schmerzen den Menschen aufrütteln, merkt er, dass er einen Körper hat, der um Hilfe ruft. Leider wird dieser Hilferuf in der Regel noch nicht als Hinweis verstanden, den Lebensrhythmus wieder herzustellen und sich ganzheitlich behandeln zu lassen. Schon von Kindesbeinen an lernen die „Kopfarbeiter", sofort die lästigen Symptome mit allopathischen Medikamenten zu unterdrücken. So positiv einerseits die Wissbegierde und Stärkung des Intellekts ist, so negativ wirkt es sich auf den Menschen aus, wenn er nur in geistiger Arbeit seine Befriedigung sucht und findet. Es bedarf des Ausgleichs. Solche Patienten zu behandeln ist nicht einfach, wenn noch keine gravierenden Symptome vorhanden sind, die ihn an seiner Arbeit hindern. Zuerst muss das Bewusstsein dafür geweckt werden, dass unterhalb des Kopfes noch ein Leib existiert, ein Wunderwerk an Intelligenz, Rhythmen und Synergien. Er kann seine Intelligenz nutzen, um zu begreifen: Das Stoffliche, Physische, Materielle ist das Transportmittel des Geistes. Erschafft der Geist einen kranken Körper, ist es Zeit, das Bewusstsein zu verändern.

Jeder Asthmapatient sollte singen und dadurch empfinden, wie der Geist in einem Menschen dank der ihm vom Schöpfer verliehenen Lungen aktiviert wird.

Huibers, ebenda

Wir sehen: Heilen darf einfach sein. Ich schätze solche Therapeuten wie Huibers, die nicht sofort an Medikamente denken, sondern an die Erweckung von Lebensfreude. Was zunächst unmöglich erscheint – einen Intellektuellen zum Singen zu bewegen – wird möglich, wenn wir es selbst (wieder) tun. Aus eigener Erfahrung kann ich sagen: Ob Universitätsprofessor oder Schüler – wer Atemprobleme hat, lernt die Übungen 1 – 9 und wieder zu singen. Singen ist sehr gesund, weil es ganzheitlich heilt: Durch die Tiefatmung entsteht ein Sog des venösen Blutes zum Herzen hin, dieses wird zu sauerstoffreichem arteriellem Blut und bringt den ganzen Körper in Schwingung durch die Musik.

Alant kann als Tee oder Tinktur verwendet werden. Organotrop, miasmatisch und konstitutionell passen sehr gut Lycopodium und Bryonia zum Alant, je nachdem wie fortgeschritten die Verschleimung ist. Bei beiden Arzneien spielen Magen, Leber und Darm eine wichtige Rolle.

4.1.6 Lungenkraut (Pulmonaria officinalis)

Diese Heilpflanze taucht wie Gundermann plötzlich im Garten auf. Da sie sehr viel Kieselsäure enthält, ähnlich wie Ackerschachtelhalm, kombiniere ich hier gleich mehrere Heilungsimpulse, um Lungen- und Bronchienschwäche in Gestalt häufiger Infekte zu behandeln: Als Lebensmittel dreimal pro Woche eine Hirsemahlzeit, zur Lungenreinigung das Hildegard-

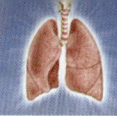

mittel Hirschzungenelixier, Lungenkraut mit Ackerschachtelhalm als Tee und *Silicea* zur Ausheilung der skrofulösen Diathese.

4.1.7 Huflattich (Tussilago farfara)

In der Übergangszeit vom Winter ins Frühjahr tauchen häufig Grippe und Erkältungen mit Husten auf. Da entfaltet der Huflattich als erster Frühlingsbote seine lungenstärkende Kraft als Tee. Da er ziemlich bitter schmeckt, kombiniere ich ihn mit Süßholz (Glycyrrhiza galba), das die Magensäfte anregt und die Leberentgiftung unterstützt. Überhaupt ist es ratsam, bei unwirtlichem Wetter ein paar Stückchen Süßholz oder auf einem Ästchen zu kauen. Es sorgt für eine basische Mundflora. Die ausgekauten Holzteile müssen ausgespuckt werden, sobald man das Gefühl hat, aller Geschmack (lackritzartig) sei ausgesogen.

4.2 Öle und Säfte

Es steht außer Frage, dass ätherische Öle eine heilsame Wirkung auf die Atemorgane haben. An erster Stelle ist Eukalyptusöl zu nennen, das innerlich und äußerlich als Dampfbadzusatz oder Inhalation sehr gut geeignet ist. Innerlich genommen – 2-5 Tropfen auf 1 Glas warmes Wasser – löst es den Schleim in den oberen Luftwegen, aber auch die Schlacken im Darm!

Auch ölige Auszüge aus Minze (Pfefferminze) sind wie Eukalyptusöl innerlich und äußerlich anwendbar. Sie stärken die Atemorgane und den Magen.

Eine einfache Art, den Schleim verstopfter Nasen und Stirnhöhlen in Bewegung zu bringen, ist Zwiebelsaft oder 1 Glas gut warmes Wasser

mit einer Prise Cayennepfeffer. Beide wirken reinigend und immunstärkend. In Indien, wo ich wegen der katastrophalen Rauchentwicklung durch die abendliche Verbrennung von Kuhdung die oberen Atemwege immer verstopft und verschleimt hatte, bekam ich von einem Volks-Ayurveda-Therapeuten folgenden Saft verordnet, den ich wärmstens empfehlen kann:

• In 1 Glas heißes Wasser geben Sie frisch geriebenen Ingwer, den Saft einer halben Zitrone, 1 Teelöffel Honig und trinken schluckweise den Heiltrunk.

Abgesehen von den Aromaölen sind hochwertige Speiseöle äußerst heilsam bei allen Erkrankungen der Atemwege. Auf Platz 1 steht das reine Kokosöl[14]. Davon sollte der Patient täglich ½ Teelöffel pur einnehmen, zum Beispiel vor oder nach 1 Glas Wasser mit Cayennepfeffer oder Eukalyptusöl. Auch reines Butterfett (Ghee, geklärte Butter) mit 1 Teelöffel Honig vermischt ist Balsam für die oberen Luftwege. Auf Platz 2 stehen rotes Palmöl und hochwertiges Olivenöl. Palmöl schmeckt nicht besonders gut, aber es ist ein hochwertiges Heilmittel. Es enthält 15 mal mehr Carotinoide als Karotten, hat einen hohen Vitamin E-Gehalt sowie Omega-3 und Omega 6-Fettsäuren. Während Kokosöl und Olivenöl erhitzt werden können, darf rotes Palmöl nur kalt genossen werden. Man kann es jedoch mit anderen Ölen mischen und dadurch den Geschmack verbessern.

Frisch gepresste Säfte sind das einfachste und wirksamste Elixier, um Heilung zu bewirken und die Immunkraft dauerhaft zu stärken. Es

---

14 Über die Heilwirkung der Öle und Fette habe ich ausführlich in meinem Buch „Miasmatische Krebstherapie" geschrieben. Siehe Literaturverzeichnis

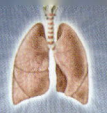

ist ideal, eine Walzenpresse[15] als Entsafter zu besitzen, die einen trockenen Trester austreibt und selbst aus Blättern und Gräsern Saft gewinnt. Entsafter mit Zentrifuge produzieren meistens einen zu feuchten Trester, der zudem innerhalb der Maschine bleibt und den Aufwand der Reinigung erhöht. Doch gilt auch hier: lieber ein Entsafter mit Zentrifuge als keine Möglichkeit, Obst- und Gemüsesäfte herzustellen. Sie sind von unschätzbarem Wert, weil alle Vitamine, Spurenelemente, Aminosäuren und Enzyme aktiv sind und sie selbst für den schwächsten Patienten eine vollwertige Nahrung darstellen. In 15 Minuten ist ein frischer Saft verdaut, Magen und Darm werden nicht durch Ballaststoffe belastet und der Organismus wird mit allen Vitalstoffen versorgt. Frisch gepresste Säfte sind auch immer noch das beste Immunstimulans. Das zeigt sich besonders beim Wechsel der Jahreszeiten, wenn sich der Körper auf ständig wechselnde Witterungsbedingungen einstellen muss. Sie bewirken ein basisches Milieu in Blut und Gewebe, entschlacken und entschleimen.

Für die Heilbehandlung von Atemwegserkrankungen mit Frischsäften sei allgemein erklärt, dass das Chlorophyll[16] hierbei eine wichtige Rolle spielt, damit der beim Einatmen aufgenommene Sauerstoff optimal verwertet wird. Das ist nicht selbstverständlich. Es gibt immer wieder Patienten, die Sport treiben und deren Organismus dennoch sauerstoffunterversorgt ist. Es sind wie immer die Transportwege im Körper, die frei sein müssen, damit der Sauerstoff in die Zellen und Organe gelangt.

Pflanzen – Früchte, Salate, Gemüse oder Gras – nehmen anorganische Elemente aus der Luft, dem Wasser und der Erde auf und wandeln sie in lebende, organische Elemente um. Sie nehmen Stickstoff und Kohlendioxid aus der Luft, Stickstoff, Mineralien und Mineralsalze aus der Erde auf, in der sie wachsen, sowie Sauerstoff und Wasserstoff aus dem Wasser.

Die wichtigsten Faktoren in diesem Umwandlungsprozeß sind die Enzyme und die lebensspendende Wirkung der Sonnenstrahlen, die Chlorophyll erzeugen… Chlorophyll ist nicht nur nützlich bei Blut- und Herzkrankheiten, sondern auch wirksam bei der Linderung von Atemproblemen und -beschwerden, vor allem in den Nebenhöhlen und in den Lungen. Schleim ist die eigentliche Ursache von Nebenhöhleninfektionen und -schmerzen, ebenso Bronchialbeschwerden und Asthma, einschließlich Heuschnupfen.

Walker,
Frische Frucht- und Gemüsesäfte

Im Folgenden stelle ich die wichtigsten Frischsäfte und Indikationen vor:

---

15 Es gibt Modelle für den Handbetrieb und elektrische Geräte. Früher waren die Abkömmlinge des „Champion" nach Dr. Norman Walker populär. Heute sind es Varianten des „Green Star". Siehe Infos im Anhang
16 Siehe hierzu auch ausführlich Band 1 „Blut-flüssiges Bewusstsein", Literaturverzeichnis

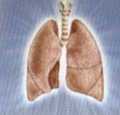

Tabelle 1 Frischsäfte für Atemwegserkrankungen

Die unterstrichenen Inhaltsstoffe wirken besonders stark auf das jeweilige Organ oder Organsystem.

Indikation	Pflanze/Gemüse/Obst	Wichtigste Inhaltsstoffe
Lungenentzündung, hereditäre Tuberkulose	Karotten, Pastinaken	Kalium, Phosphor, Schwefel, Silizium, Chlor
Bronchitis, Lungenentzündung	Karotten, Sellerie (Knolle und Stange)	Natrium, Magnesium, Eisen
Erkältung mit Schnupfen, Husten, Heiserkeit	Karotten, Zitrone (in heißem Wasser mit Ingwer und Honig)	Zitronensäure (stark alkalische Wirkung im Körper)
Bronchialasthma	Karotten, Sellerie, Rettich	Kalium, Natrium, Eisen, Magnesium
akute und chronische Bronchitis	Karotten, Löwenzahn, Rettich, Rote Bete, Gurken	Kalium, Natrium, Kalzium, Silizium, Eisen, Magnesium, Phosphor

Bei diesen Gemüsesäften kann man sich als Regel merken, dass immer zu zwei Drittel Karottensaft die Basis bildet und die anderen Gemüse zu einem Drittel hinzukommen. Sind mehrere Gemüse angegeben, hat sich bewährt, nur ein oder zwei mit Karotten zu kombinieren.

Frisch gepresste Obstsäfte wirken besonders reinigend am Morgen. Man sollte das Obst der Saison bevorzugen. Allerdings hat sich gerade bei Erkrankungen der Atemorgane gezeigt, dass tropische Früchte wie Ananas, Mango, Papaya und Kaki im Winter als vitaminreiche Kost das Immunsystem stabilisieren. Man kann Äpfel mit Ananas oder anderen Tropenfrüchten kombinieren. Zitrusfrüchte sollten nicht mit anderen Früchten kombiniert werden, sondern als Einzelsaft getrunken werden.

Noch ein Wort zu Fertigsäften. Es gibt sie in Bio-Qualität. Ein gesunder Mensch kann sie sicher gut vertragen, aber bei Kranken versäu-

ern sie das Blut und Gewebe, weil diese Säfte vorbehandelt (sterilisiert, erhitzt) werden und ein Großteil der Vitamine und Enzyme nicht mehr aktiv sind. Die enorme Heilwirkung der Frischsäfte besteht aber gerade in dem gesamten Spektrum von aktiven Vitalstoffen und der extrem leichten Verdaulichkeit.

4.3 Heilnahrung

Lebensmittel sind von Natur aus als Heilmittel gedacht. Sie stellen zu allen Jahreszeiten genau das an pflanzlicher und tierischer Nahrung bereit, was uns Menschen gesund erhält. Nahrungsmittel haben daher nicht immer die gleichen Qualitäten an Inhaltsstoffen. Die Normwerte existieren nur in Labors, nicht in der Natur, sonst gäbe es ja immer alle Pflanzen- und Tierprodukte zu jeder Zeit. Wir Menschen täuschen das vor, indem wir Kirschen mitten im Winter, Kohl im Sommer und alles Essbare zu jeder Jahreszeiten kaufen können.

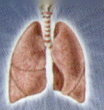

Heilung bedeutet unter anderem auch, sich als Mensch wieder in das große Ganze des Jahreszeitenrhythmus einzufinden, nicht immer alles zu jeder Zeit haben zu müssen. Der Organismus dankt es einem, indem er sich wieder auf die feinen Rhythmen in der Natur einstellen kann und mit dem gut genährt wird, was gerade in der Natur seinen größten Nährwert hat[17].

Wenn im Zusammenhang mit Atemwegserkrankungen von einer Heilnahrung gesprochen wird, sollten wir zuerst dahin schauen, was die Organe erkranken lässt. Wir hörten nun schon oft von der Ursache der Verschleimung. Was verschleimt die Atemorgane?

1. Fertignahrung, Fastfood
2. billige Fette, Transfette (künstlich gehärtete Fette)
3. zu viele Milchprodukte von Kühen, vor allem Käse
4. zu viele geräucherte Lebensmittel (Wurst, Schinken),
5. zu viele Kohlenhydrate, Zuckerstoffe, Süßigkeiten (Schokolade!)
6. zu viel stärkehaltige Nahrung (Brot, Kuchen, Nudeln)
7. zu viele gesüßte Getränke (Limonade, Cola, Cocktails, billiger Kakao)

Verschleimung und Versäuerung gehen Hand in Hand, nur lagert sich der Schleim vorzugsweise in den Kopfhöhlen und auf den Bronchien ab. Beide Belastungen von Blut und Schleimhaut entstehen nicht allein durch das oben erwähnte Essverhalten. Wenn wir unsere Aufmerksamkeit einmal auf die Nasenatmung etwa 2 Stunden nach einer Mahlzeit

lenken und darauf achten, ob der Atemstrom ungehindert fließen kann, werden wir oft das Gegenteil spüren. In dem Maße, wie uns eine Mahlzeit belastet und müde macht, statt Energie zuzuführen, ist auch die Nase mehr oder weniger verstopft. Andererseits kann man die erstaunliche Erfahrung machen, dass eine Mahlzeit, die uns Kraft verleiht, positiv und zufrieden stimmt, nicht verschleimt und versäuert. Untersucht man nun etwa 20 solcher Fälle, ergibt sich eine Gemeinsamkeit, die uns auch hilft, die Belastungen nicht allein in den Lebensmitteln selbst zu sehen. Es ist ihre Kombination, die entweder den Stoffwechsel belastet oder mühelos arbeiten lässt. Hier gibt es, angesichts unserer körperlichen Bedingungen Säuren, Eiweiße, Kohlenhydrate (Stärke) und Fette, rohe und erwärmte Nahrung in biochemisch und zeitlich unterschiedlichen Abläufen umzuwandeln, ein paar einfache Regeln, die wie die Lunge im Verhältnis 3:2 (Quinte) stehen sollten:

· Kombinieren Sie rohe Nahrung (Saft, Salat, Rohkost) und Gekochtes im Verhältnis 3:2.

· In der rohen Nahrung reichen 2 verschiedene Anteile.

· In der zubereiteten Nahrung reichen 1 Grundnahrungsmittel (Getreideprodukte, Kartoffeln) und 2 Gemüse.

· Kombinieren Sie Kohlenhydrate (Getreideprodukte) mit Gemüse oder Eiweiß (Fleisch, Fisch, Milchprodukte) und Gemüse.

· Essen Sie Obst immer separat; kombinieren Sie es mit ungesüßter geschlagener Sahne und/oder Nüssen.

· Trinken Sie Kaffee als Heilgetränk in dünnem Aufguss (man muss den Tassenboden

---

17 Siehe hierzu ausführlich das Buch „Die 12 Tore der Heilung", Literaturverzeichnis

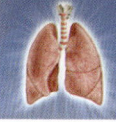

sehen!) mit je einer winzigen Prise Vanille, Kardamom, Cayennepfeffer oder Zimt und ein paar Körnchen Salz.

· Trinken Sie biologisch angebaute Tees ungesüßt und ohne Sahne oder Milch.

· Trinken Sie Wasser ohne Kohlensäure morgens bis zirka 14 Uhr, dann nicht mehr.

· Trinken Sie Kräutertee abends.

· Nehmen Sie die letzte Mahlzeit spätestens um 18 Uhr ein.

· Trinken Sie zwischen und nicht zu den Mahlzeiten.

Die Überschrift dieses Kapitels heißt „Heilnahrung" und bedeutet, dass unsere Nahrungsmittel die wichtigsten Gesundmacher und Krankmacher sind, da sie jeden Tag als lebenswichtiger „Eindruck" vom Mund aus in den Organismus gelangen. Ein gesunder Körper sollte selbstverständlich alles vertragen und verdauen können, wenn es darauf ankommt. Aber wenn wir dauernd nur darum ringen, schwere Kost zu verdauen, verfehlen wir den Sinn der Nahrung. Eine Heilnahrung ist immer so einfach wie unser Organismus ökonomisch, synergistisch und einfach handelt. Die wenigen genannten Regeln lehnen sich an diese Fähigkeiten des Organismus an und wirken äußerst heilsam, lösend und entschleimend beim Patienten. Alle Welt führt heute den Slogan im Munde: „Wir müssen entschleunigen!" Wenn ich mir die körperliche Verfassung von chronisch Kranken anschaue, sind sie bereits zwangsweise durch zu starke Verschleimung und Versäuerung entschleunigt. Eher sollten wir den Slogan im Bewusstsein und Munde führen: „So lasst uns denn entschleimen!" Das klingt natürlich etwas unangenehm treffender als die Entschleunigungsmodewelle, die sich nur im Kopf abspielt, in dessen Höhlen bezeichnenderweise auch der meiste Schleim klebt.

Heilnahrung ist einfach und kostensparend, und dennoch kommt der Genuss zur vollen Geltung, weil nach dem Naturgesetz „Weniger ist mehr" auch der Geschmackssinn viel feiner die einzelnen Lebensmittel und Zubereitungsweisen wahrnehmen kann.

Immer schon wurde auch bei den Lebensmitteln erforscht, welche die Atemorgane von Schleim befreien. Dazu müssen wir nicht die Nahrungswissenschaftler oder Köche befragen, sondern Sänger, vor allem die der hohen Stimmlagen des Belcanto (Operngesang) in Italien. So war und ist frischer Fenchel als Rohkost gerieben oder am Stück gegessen als „Top-Entschleimer" bekannt, ebenso das Kauen von einer Prise Gewürzkörnermischung aus Anis, Fenchel und Kümmel nach dem Essen. Das Trinken von Lindenblütentee vor dem Auftritt fördert nicht nur das Schwitzen, sondern die optimale Befeuchtung der Nasen-Rachenschleimhäute während der Hochleistung des Singens. Sänger sind die besten Ratgeber für „Entschleimungstaktiken" und wer anfängt zu singen, hört bald auf seinen Organismus, was zu viel Schleim produziert und was die Atemwege frei hält. Daher gibt es kein Patentrezept, aber immer das Prinzip der oben genannten Einfachheit der Nahrungszusammenstellung. Wir haben erfreulicherweise auch als High-Tech-Digital-Menschen immer noch gesunde Instinkte, solange das Althirn funktioniert. Dank dieser gesunden Instinkte fallen uns auch immer wieder die bewährten „Hausmittelchen" ein. Dazu gehört einer der besten Nasennebenhöhlenreiniger: der Meerrettich.

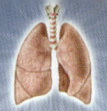

Wenn man ihn als frisch geriebenen, ungepressten Brei zu sich nimmt (mit der Beigabe von Zitronensaft, der mit ihm vermischt wird) und zwar ½ Teelöffel voll zweimal am Tag zwischen den Mahlzeiten, hilft er, Schleim in den Nebenhöhlen und in anderen Körperteilen aufzulösen, ohne den Schleimhäuten zu schaden. Er ist ein Lösungs- und Reinigungsmittel bei abnormer Schleimbildung im Körper.

Walker, ebenda

Ich füge hinzu, dass gerade in der Winterzeit eine ausgezeichnete Heilnahrung darin besteht, Wirsing mit geriebenem Meerrettich in Olivenöl ohne Salzzusatz sanft zu dünsten. Erstens verträgt man den Kohl besser und zweitens hilft die Mahlzeit, Verschleimungen zu lösen und den Organismus zu kräftigen. Auch in frischen Salat sollte man in der feuchtkalten Jahreszeit immer etwas Meerrettich reiben.

Ein altes Heilmittel ist außerdem frische Ziegenmilch, und zwar nicht als Ersatz bei Unverträglichkeit von Kuhmilch, sondern generell als wertvoller Lieferant von Nährstoffen, die der Muttermilch am ähnlichsten sind. Ziegenmilch heilt chronische Atemwegserkrankungen bei Kindern und Erwachsenen!

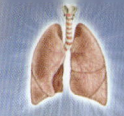

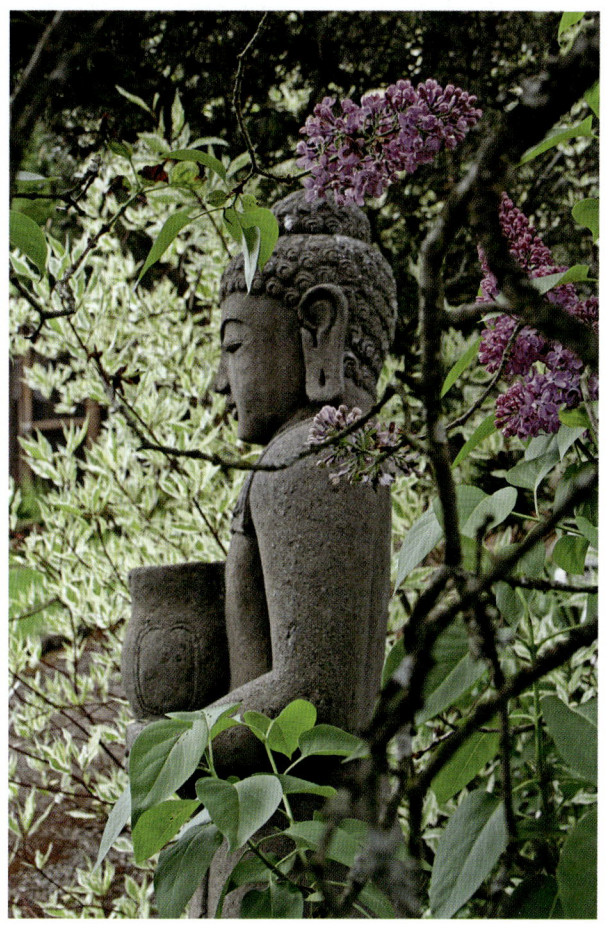

Ich atme ein, meinen Geist glücklich und friedvoll werden lassend.
Ich atme aus, meinen Geist glücklich und friedvoll werden lassend.

So übt er sich.

Buddha Gautama

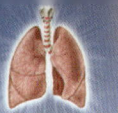
5. Die homöopathische Behandlung des Atemsystems

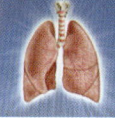

Homöopathie ist Heil-Kunst, die mich glücklich und friedvoll werden lässt und mir einen großen Atem beschert, denn sie erfüllt alle Bedingungen der Lebensgesetze: Die homöopathischen Mittel entstammen dem Mineralreich sowie dem Pflanzen-, Tier- und Menschenreich, daher tragen sie die Information „Leben ist rhythmisch" in sich und werden auch rhythmisiert hergestellt. Die Homöopathie hat die Materie überwunden durch Potenzierung und entfaltet gerade deshalb eine so große Heilkraft. Erinnern wir uns: Im großen NICHTS sind unendliche Möglichkeiten enthalten. Wo nichts ist, kann etwas entstehen, erschaffen werden. Zuerst muss auch ein Gefäß leer werden, bevor es gefüllt werden kann. Im großen Nichts der homöopathischen Arznei – aus materieller Sicht – ist die geballte Heilkraft vorhanden. Sie kann sich nur durch Resonanz voll entfalten und Resonanz bedarf eines lebendigen Energiesystems, eines Lebewesens. Resonanz verstärkt Schwingungen. Wir kennen den Lehrsatz Hahnemanns: Similia similibus curentur. Das ist der Inbegriff von Resonanz.

Da wir hier das Thema des Atemsystems behandeln, dürfen wir aus der Akustik, der Klanglehre, ein Phänomen entlehnen, das uns noch weitere Dimensionen des Verständnisses erschließt, wie großartig die westliche Heilkunst der Homöopathie ist. Nehmen wir ein Saiteninstrument. Es hat ein Korpus, einen Hohlraum, der die Töne akustisch verstärkt, die gespielt werden. Aber hören tun wir wesentlich mehr, nämlich die so genannten Obertöne, die nach harmonikalen Gesetzen, nach denen unsere Welt „gebaut" ist, in bestimmter Reihenfolge und Schichtung klingen. Das sind also Töne, die nicht aktiv erzeugt werden, sondern auftauchen, sobald das Resonanzprinzip in Kraft tritt. Erzeugen wir Töne nur auf einer Saite, klingen dennoch die anderen Saiten mit. Hier finden wir verschiedene Grade des Resonanzprinzips verwirklicht, denn je ähnlicher die gespielten Töne denen der übrigen gestimmten Saiten sind, umso stärker klingen sie und bauen sich Obertöne auf diesem Klang auf. In der Musik sprechen wir hier zum Beispiel von Konsonanz = Mitschwingen. Die Obertöne lassen sich aber nicht beeindrucken und klingen genauso klar und rein, auch wenn auf dem Instrument etwas Gegensätzliches zum Klingen gebracht wird, beispielsweise eine Melodie mit Dissonanzen. Dissonanzen drängen zur Auflösung in die Konsonanz, meistens haben sie Leittoncharakter, das heißt, sie streben nach unten oder oben und leiten die (Auf-)Lösung in eine Harmonie ein. Wir hören jetzt vordergründig nur die Dramatik des Geschehens, die Dissonanz auf dem Weg zur Konsonanz und hören keine Obertöne. Aber sie sind da, weil sie das Gesetz der harmonischen Proportionen vertreten, die nicht zerstört, nur ignoriert werden können.

Übertragen wir das auf die Homöopathie, gibt es nicht nur das analoge und ähnliche Wirkprinzip, sondern auch das Prinzip des Gegensätzlichen, das nur scheinbar in Dissonanz zu einem schwingenden Feld steht. Durch Resonanz verstärkt eine homöopathische Arznei eine vorhandene, ihr ähnliche Schwingungsenergie. Durch Dissonanz zwingt sie gewissermaßen das Energiefeld, in die nächste mögliche Konsonanz/Resonanz/Harmonie zu finden. Das erklärt, warum homöopathische Mittel auch dann Heilung bewirken, wenn sie scheinbar im Gegensatz zur Symptomatik und Konstitution eines Patienten stehen. Hier zählt allein die Intention des Homöopathen. Da wir unter konstitutionellen, organotropen

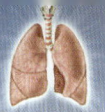

und miasmatischen Gesichtspunkten Arznei-en wählen können, wählen wir sie, vielleicht unbewusst, manchmal nach dem Resonanz-prinzip und manchmal nach dem Gegensatz-prinzip. Letzteres ist in der Heilkunst eine alte Erkenntnis, lange vor der Findung der Ho-möopathie. In der miasmatischen Therapie machen wir uns die beiden Möglichkeiten der Mittelwahl zunutze und erleben deshalb kür-zere und eindeutigere Heilungsverläufe. Das zeigt die Praxis mit chronisch Kranken sehr deutlich. Nach meiner Erfahrung beinhaltet ein Heilungsprozess immer beide Aspekte: Mal muss beim Patienten etwas in Resonanz treten, etwas in ihm symptomatisch Vorhan-denes verstärkt werden, mal muss er aus der Reserve gelockt werden. Hierbei sind aller-dings zwei Voraussetzungen nötig: Erstens muss man den Selbstheilungsprogrammen des Organismus vertrauen und zweitens sollten einem die Themen hinter der Organmanifes-tation präsent sein. Da besonders Letzteres in unseren homöopathischen Ausbildungen fehlt und nur die Sammlung von Symptomen im Vordergrund steht, klammert man sich an die einseitige Betrachtung des Simile-Geset-zes. Homöopathie ist aber eine Heilkunst, die auf harmonikalen Naturgesetzen basiert und im Grunde keiner weiteren Bezeichnungen (klassisch, rein, richtig, kreativ, prozessori-entiert usw.) bedarf. Es ist kein Zufall, dass die Harmoniker unter den Therapeuten in so vielen Fällen bestätigt fanden, dass Homöo-pathika eine größere und tiefere Heilwirkung entfalten, wenn der Patient in die harmonikale Verfassung des Quintenklanges (3:2) gelangte, sei es durch Hören und/oder Betrachten eines Bildes mit diesen Farb- und Strukturpropor-tionen. Die Quinte ist ein leerer Klang, das „zweite Nichts" (das erste ist die Oktave) in der Musik, in dem alle Möglichkeiten enthal-ten sind und das mit allem in Resonanz treten kann. Es bietet einen Raum, in dem alles mög-lich ist, ähnlich der Psora, aus der alles her-vorgehen kann. Hier liegt auch der Grundstein für die Erkenntnis, dass ein Placebo aufgrund einer mentalen Intention wirksam ist, denn es ist das Nichts erster Ordnung. Wo nichts ist, kann alles sein.

Die Homöopathie ist aus dieser Perspektive betrachtet von höchster spiritueller Kraft und wirkt in dem Maße, wie sich das Bewusstsein des Homöopathen entwickelt. Wie gesagt, obliegt es uns Therapeuten, welchen „Raum" oder Heilungsaspekt einer homöopathischen Arznei wir für einen Patienten wählen. Nie kommen alle Möglichkeiten bzw. Symptome, die zu einem Arzneimittelbild gehören, zum Tragen. Wir bestimmen sozusagen das Seg-ment des Ganzen, das uns in der Phase eines Heilungsprozesses sinnvoll erscheint und dennoch wirkt die Arznei als Ganzes. Es gibt somit kein Richtig oder Falsch, denn es gibt, wie oben dargelegt, resonante und dissonante Wirkelemente in jeder Arznei. Verstärkung nach dem Analog- oder Simile-Prinzip ist ei-nes, Anregung zur Bewegung nach vorne bzw. hinauf auf eine leichtere Ebene ist die ande-re Kraft. Beide Kräfte benötigen wir in einer ganzheitlichen Behandlung und beide Kräfte bringen die für die Heilung notwendige Ver-änderung im Denken, Fühlen und Handeln.

5.1 Die Atemorgane aus miasmatischer Sicht

Machen wir uns klar, dass jede homöopathi-sche Arznei eine bestimmte Wirkungstiefe und somit eine miasmatische Wurzel hat und die-selbe durch Resonanz erreicht. Sie hat immer auch einen hauptsächlichen Bezug zu einem

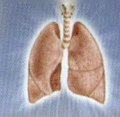

Organsystem und eine „Nebenwirkung" auf verwandte Organsysteme. Schließlich kann jede Arznei auch konstitutionell betrachtet werden, denn ein Mensch entwickelt aufgrund physisch-psychisch-mentaler Charakteristika bestimmte Verhaltensweisen, Vorlieben, Abneigungen, kurzum: ein Persönlichkeitsprofil. Das hängt meiner Erfahrung nach nicht von der Quantität der Gemütssymptome ab, sondern von dem unlösbaren Bezug von Körper und Emotional- und Mentalebene. Auch der psychisch Kranke weist typische Manifestationen im Organismus auf und der organisch Erkrankte weist typische psychisch-mentale Symptome auf. Ich möchte daher die drei Wahlmöglichkeiten homöopathischer Arzneien nicht getrennt sehen, sondern als Einheit. Dadurch entfällt für mich die Unterteilung in große und kleine Mittel. Wenn ein Mittel wirkt, ist es großartig!

Mein Schwerpunkt in der Behandlung chronischer Atemwegserkrankungen liegt auf der miasmatischen Therapie, weil hierbei erfahrungsgemäß nach dem Resonanz- und Gegensatzprinzip der Patient in Bewegung kommt.

Eine ausführliche Darlegung der Miasmen, wie sie in der Praxis verstanden und für eine Ursachenbehandlung verwendet werden, befindet sich in meinen Büchern „Miasmen und Kultur", „Der Miasmen-Test" und „Miasmatische Krebstherapie". Ich beschränke mich an dieser Stelle auf die Aspekte, die im Zusammenhang mit dem Atemsystem zu begreifen notwendig sind.

Das Atemsystem, so haben wir gesehen, steht in Bezug zum Ausscheidungssystem des Darmes. Beide weit auseinander liegenden Organorte stehen dennoch in enger Beziehung nach dem hermetischen Gesetz „Wie oben so unten".

Da sie aber selten zur selben Zeit erkranken, spricht man von so genannten Lokalkrankheiten. Welche miasmatische Grundlage hat mit Atemtrakt- und Darmproblemen sowie mit bisweilen rätselhaften Lokalerkrankungen zu tun, wenn nicht die Tuberkulinie und die Skrofulose?! Das bedeutet, dass ein Mensch mit tuberkuliner oder skrofulöser Veranlagung aufgrund seiner typischen bzw. angeborenen Organschwäche des Atemsystems und des Darms dort als Erstes Krankheitssymptome manifestiert. Wiederholen sie sich aber Jahr für Jahr, so ist dieses Phänomen weder psorisch, noch tuberkulin/skrofulös, sondern hat bereits sykotische Wurzeln ausgebildet. In diesem Fall kann eine chronische Atemwegserkrankung nicht mit psorischen oder tuberkulinen/skrofulösen Arzneien ausgeheilt werden. Darum sollte man im Falle wiederholt und häufig auftretender Erkältungen und grippaler Infekte nach dem Gegensatzprinzip eine Stufe unter der Tuberkulinie/Skrofulose, nämlich in der Sykose mit der Therapie beginnen und von dort aus die „Schubkraft" der Arznei nutzen. Da Heilung für den Organismus bedeutet, immer von einer schwerwiegenderen Ebene auf eine leichtere zu wechseln, ist es sinnvoll, in der Sykose die schwerwiegendere Belastung zu erkennen und von dort aus in die Tuberkulinie und Skrofulose zu wechseln. Wenn nämlich ein Krankheitsbild sykotisch geworden ist, hat der Wechsel von einer lokalen Erkrankung (tuberkulin) zu einer umfassenderen stattgefunden, wie zum Beispiel Magen-Darm-Probleme häufig im Verbund mit chronischer Bronchitis, Sinusitis, Rhinitis auftauchen. Wenn aber mehrere Organsysteme betroffen sind, kann man logischerweise keine tuberkulinen oder skrofulösen Arzneien einsetzen.

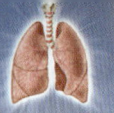

Aber in der tuberkulinen und skrofulösen miasmatischen Grundlage eines Menschen oder eines Zustandes, in den ein Mensch geraten ist, liegt noch eine andere Eigenheit, die wir unbedingt beherzigen müssen, wollen wir mehr rückfallfreie Heilungserfolge verbuchen:

Ich habe das Bild der Körper-Stūpa entworfen, um einerseits zu erklären, dass die Miasmen zum Leben gehören wie die Elemente, aus denen wir und alle anderen Lebewesen bestehen. Andererseits hilft das Modell, die Beziehung unter den Miasmen als körperlich-geistige „Aggregatzustände" zu erkennen und schließlich die Logik von Krankwerden und Heilung zu verstehen.

Der spirituellen Bedeutung des Atemsystems als Quelle der Bewusstseinserweiterung angemessen, wähle ich das folgende Bild, eine symbolische Darstellung des menschlichen Organismus. In Asien sind die Pagoden, ganz besonders aber die buddhistischen Stūpas (Sanskrit: Hügel, kuppelförmiges Bauwerk) Abbilder der harmonikalen Lebensprinzipien. In der religiösen Tradition dienen sie der Aufbewahrung von Reliquien, aber ursprünglich vermitteln sie die Botschaft: Der Körper ist der Tempel, in dem Erleuchtung (die wahre, unsterbliche Wesensnatur) erfahrbar ist. Folglich sollte man mit seinem Körper pfleglich wie mit einem Sakralraum umgehen.

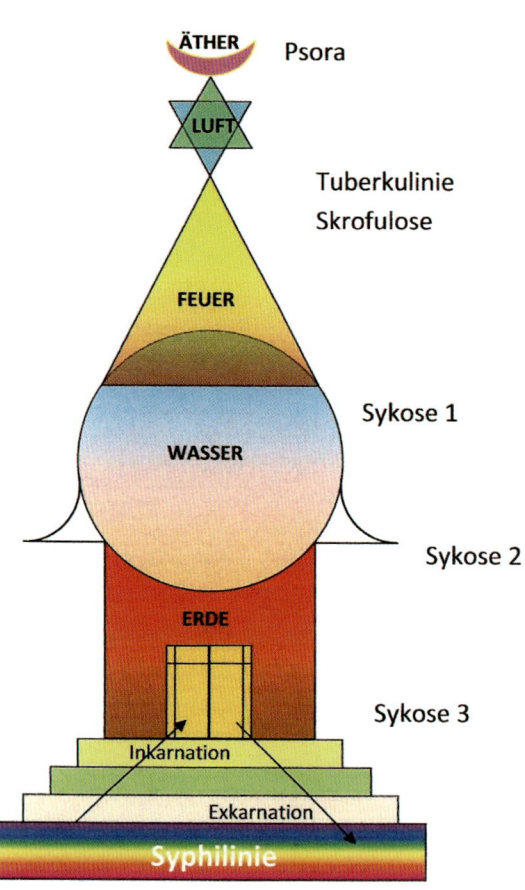

Abb. 17 Körper-Stūpa

Die unterste Stufe ist die Syphilinie, die destruktive Form des Seins. Ihr Element ist das „trockene große Feuer" in dem Sinne, dass wir uns im Sterbeprozess verstrahlen und der irdische Körper zerfällt. Im Zustand der schweren Krankheit befinden wir uns in einem Exkarnationsprozess. Die Syphilinie ist der Wendepunkt, entweder zu sterben oder alle Reserven der Lebenskräfte zu mobilisieren, um heil und ganz zu werden. Das bedeutet für den Organismus eine Herkulesarbeit und meistens auch das Opfer eines Teils, damit das Ganze überlebt, sei es durch Operation oder Amputation oder sonst eine Versehrtheit an lebenswichtigen

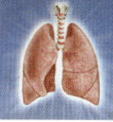

Organen (Blut, Herz, Nieren, Leber, Lungen, Gehirn). Auch das Härteste des Körpers, Knochen und Zähne, gehören zur Syphilinie. Wie in der Natur ist es auch im Körper: Wenn zu große Trockenheit und Ausdörrung stattfindet, die Erde ausgebrannt ist, zerbricht sie.

Soll ein Heilungsprozess von dieser tiefen Schicht aus in Gang kommen, beginnt eine Art neuer Inkarnationsprozess. Es muss dazu das Wasserelement in Kraft treten. Doch auch das kennen wir aus der Natur: Gießen wir viel Wasser auf vertrocknete, aufgeborstene Erdschollen, kann es nicht eindringen. In der Miasmatik setzen wir deshalb eine Arznei ein, die dem Wasser ähnlich ist und den Organismus langsam in Bewegung bringt: *Mercurius* und seine Metall- und Mineralverbindungen und zusätzlich die Nosode *Syphilinum*, wenn die destruktiven Prozesse rasant verlaufen. Wenn Leben angesagt ist, wird der Patient sofort eine Vitalisierung empfinden, Zuversicht und Hoffnung schöpfen.

Durchschreitet der Patient das Tor zum Leben, betritt er die verschiedenen Ebenen der Sykose. Zuerst gelangt er in die der Tertiären Sykose, vergleichbar dem soliden Fundament der Stūpa, dem Sinnbild des Erdelements. Das Quadrat steht für den Prozess, wieder in seinen Körper einzutreten, seinen Körper als Hort der Sicherheit und des Schutzes anzunehmen. Auf dieser Ebene helfen zwei Arzneiarten, die Heilung voran zu bringen: Zum einen harte Säuren wie zum Beispiel *Nit-ac, Mur-ac, Hydr-ac, Fl-ac*, die durch ihre Trennungseigenschaften die Sykose von der Syphilinie ablösen, zum andern Arzneien, die einen Bezug zur Tertiären Sykose = lithämische Diathese haben wie zum Beispiel *Causticum, Quercus, Silicea* im Verbund mit den „Regenten" der

gesamten Sykose: *Thuja* und *Medorrhinum*. *Thuja* als Vertreter der Sumpfzypressen ist im Heilungsprozess der wichtigste Impulsgeber für den allmählichen Zufluss von Wasser. Das heißt körperlich, dass Sekrete etwas weicher werden, Gefühle von Druck und Verhärtung werden milder.

Der Schritt weiter nach oben führt in die sekundäre Sykose, in die Mitte und in die fruchtbare Erde als Sinnbild für das Vereinen von Körper, Bewusstsein und Empfindungen. Hier regieren vor allem solche Arzneien, die mit Heimat, Mitte, Erdanbindung usw. zu tun haben wie zum Beispiel *Lycopodium, Sepia, Lachesis* oder *Natrium*-Verbindungen. In der Körper-Stūpa sehen wir den Kreis, das Symbol für das Einbinden einzelner Teile in das große Ganze. Das ist die Phase, in der Patienten ins Fühlen kommen und bereit sind anzuschauen, was hinter ihrer Krankheit thematisch steht und was sie bereit sind zu verändern. Das Selbstheilungsprogramm des Organismus bringt etwas hervor, das manchen Patienten am Erfolg seiner Heilung zweifeln lässt, denn es tauchen Schwellungen, Schmerz- und Entzündungszustände auf. Sie bringen deutlich zum Ausdruck, was ungeheilt tiefer in Richtung Syphilinie abgesunken war. Schmerzen signalisieren Versäuerung, Verschlackung, Immunschwäche und Infektanfälligkeit, so dass spätestens jetzt der Patient körperliche Unterstützungen bekommt: Entsäuerung, Darmsanierung, Heilnahrung usw. Die Entzündung signalisiert eine starke Immuntätigkeit bzw. einen biologischen Heilungs<u>versuch</u>, über Fieber und Schwitzen Bakterien und Viren abzutöten. Die Ent-<u>Zündung</u> bedeutet auch im übertragenen Sinne, dass ein alter Konflikt, der die emotionalen Wellen hochschlagen lässt

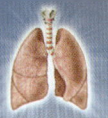

– Ärger, Frustration, Wut – nun wiederkehrt, angeschaut und erlöst werden will. Die sekundäre Sykose (harnsaure Diathese) läuft in dem Maße sanft und mit weniger Schmerzen ab, in dem wir von Anbeginn darum wissen und Basistherapien einsetzen. Es bleibt dann immer noch viel Arbeit an sich und seinen Konflikten für den Patienten übrig. Doch bedenken wir, in einem gepeinigten Körper ist es schwer, Konflikte anzuschauen und aufzuarbeiten.

Da in der sekundären Sykose der Stoffwechsel (Leber, Nieren und Atmung!) sehr angeregt wird, sprechen wir auch am Übergang zur primären Sykose von „kleinen Feuer" im Gegensatz zum großen vernichtenden Feuer der Syphilinie. Ein Teil des Kreises und des Dreiecks gehen daher in der Körper-Stūpa ineinander über. Das Dreieck bedeutet: der fühlende Mensch. Es steht für alle Formen von Bewegung und hat die stärkste Verwandlungskraft. Die Wellen des Wasserelements schlagen in der primären Sykose weniger hoch, aber dafür fließt mehr Wasser – Tränen, Urin, Lymphe, Blut, Gehirnwasser – und zeigt deutlich durch alle möglichen Ödembildungen, dass noch emotionale Stau-Themen unerlöst im Energiesystem des Patienten vorhanden sind. Hierher gehören Arzneien, die viel mit dem Wasserelement gemein haben wie zum Beispiel *Pulsatilla* oder eine der *Calcium*-Verbindungen.

Wir bewahren im Gedächtnis: Die Sykose wird vom Erd- und Wasserelement bestimmt und ist das Sinnbild für Fruchtbarkeit und das Potenzial, neues Leben hervorzubringen. Beim Patienten bedeutet das, sich zu erneuern im Denken, Fühlen und Handeln. Das bringt den Heilungsprozess voran.

In der Körper-Stūpa gelangen wir an den Umkehrpunkt an der Spitze des Dreiecks und sehen einen Stern, der aus zwei Dreiecken besteht. Ich habe dieses Symbol gewählt, weil das Luftelement sozusagen die Oktavierung des Wassers ist, ein noch leichterer Aggregatzustand, der auch die sykotische Gefühlswelt transzendiert. Das Luftelement – ohne sichtbare Grenzen unendlich weit – ist selbst unsichtbar, aber seine Auswirkungen als Wind oder Sturm sind deutlich spürbar. In der chinesischen Medizin gehört zum Metallelement der Wind, der mit der Atmung und mit Verdauungstörungen im Darm (Blähungen) assoziiert wird. Das Luftelement beheimatet die Tuberkulinie und die Skrofulose, wobei allerdings die Lokalkrankheiten im Kopf- und Brustbereich verschieden gewichtet sind. Die Tuberkulinie mit ihren Regenten *Phosphorus, Tuberculinum/Bacillinum* produziert hauptsächlich Lokalkrankheiten im Atemsystem, hat aber einen wichtigen Bezug zu Blut und Darm und einen weiteren zum Nervensystem. Die Skrofulose, eine Verschmelzung tuberkuliner und psorischer Anteile, bringt vor allem Drüsenverhärtungen am Kopf und Krankheiten an Ohren, Augen und auf der Haut hervor.

Auf der Spitze der Stūpa thront eine Schale, ein Sinnbild für das fünfte Element, den Äther. Der Äther ist die Quintessenz, aus der alles hervorgeht und in die alles wieder eingeht. Er entspricht der Psora, die alle Grade von Krankheit erschaffen kann, zu der aber auch jeder Heilungsprozess zurückkehrt, indem die Krankheit den Organismus über die Haut verlässt. Wie der Äther steht auch die Psora für den Ausgleich der Kräfte, denn nur so wird schöpferische Energie frei, um sein Leben zu meistern. Die Psora regiert vor allem Haut,

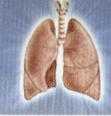

Schleimhaut und Lymphe. Ihr Regent ist *Sulphur*. Die Nosode Psorinum pendelt in ihrer Heilkraft zwischen Tuberkulinie bzw. Skrofulose und Psora und hat zugleich eine enorme „Schubkraft" auf die psorische Heilungsebene. Darum setzen wir diese Arznei oft als „Schubkraft" zur Psora ein und weniger, um die Psora über die Haut auszuheilen.

Wenn wir nun noch einmal die Körper-Stūpa als Ganzes betrachten, sollten uns drei wesentliche Dinge bewusst werden:

1. Jede Krankheit beginnt auf einer harmlosen, leichten Ebene und wird dadurch chronisch, dass die Disharmonie im Spiel der Kräfte ständig geübt wird – Fehlernährung, Fehlverhalten, Fehlhaltung, negative Einstellung usw. – und sich so ein chaotischer Zustand entwickelt. Gibt es kein Aufhalten durch Einsicht, Umkehr und ordnende Kraft der Heilung, sinkt die Krankheit aus der Psora in tiefere Schichten und aktiviert dabei gemäß dem Resonanzprinzip die Miasmen verschieden stark.

2. Jeder Heilungsprozess berührt alle Elemente/Miasmen, aber je nach Schweregrad der Krankheit verschieden intensiv.

3. Die größte Gefahr im Spiel der Kräfte ist die innere Beziehung zwischen dem „kleinen Feuer" der Tuberkulinie und dem „vernichtenden Feuer" der Syphilinie. Das bedeutet, in tuberkulinen Krankheiten steckt potenziell die Möglichkeit, dass Krankheitsprozesse rasant ablaufen, destruktiv werden und Verschlechterungen schnell eintreffen. Es kann zu einem Absturz aus der luftigen Ebene der Tuberkulinie und Skrofulose hinunter an die Schwelle des Todes kommen. Tuberkuline Krankheiten, allem voran die

des Atemsystems können somit leicht zu heilen sein, wenn die natürlichen Ventile des Organismus, Fiebern und Schwitzen (kleines Feuer), offen sind. Sind die natürlichen Ventile aber durch zu viele Impfungen, Antibiotika, Fiebersenker, Schweißhemmer oder sonstige Medikamente nicht verfügbar, wird im Falle der tuberkulinen oder skrofulösen Diathese die Anziehungskraft oder Resonanz zwischen Oben und Unten zum Verhängnis.

Wenn wir die Entsprechung Tuberkulinie = kleines Feuer und Syphilinie = großes Feuer im Bewusstsein bewahren, prüfen wir genauer die Symptomatik der Atemwegserkrankungen und durchschauen leichter, warum tuberkuline Symptome plötzlich destruktiv werden. Die Körper-Stūpa hilft uns ferner zu verstehen, dass bei rasanten Prozessen von der tuberkulinen zur syphilitischen Ebene die dreistufige Sykose umgangen wird. Sykotische Krankheitsprozesse sind langsam, schleichend, finden im Verborgenen statt. Alles was schnell geht, kann somit nicht sykotischer Natur sein. An der Art, wie sich eine Krankheit entwickelt, können wir daher die miasmatische Dynamik erkennen. Die positive Seite der Sykose bedeutet, dass im Heilungsprozess alles rundum körperlich, emotional und mental aufgearbeitet werden muss. Hier finden die größten Veränderungen statt, sozusagen die Geburt des „neuen Menschen". Das geht nicht im Handumdrehen; daher verbringt der chronisch Kranke in der sykotischen Heilungsphase die längste Zeit. Es ist auch die Sykose, die aktiviert werden muss, wenn sich tuberkuline Symptome in syphilitische zu verwandeln beginnen. Die Sykose schafft Raum und Zeit, fängt den Patienten auf und bringt ihn dorthin, wohin er dringend muss: in seine Mitte.

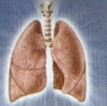

Tuberkuline Krankheiten müssen also in einen <u>langsamen</u> Heilungsprozess gelangen, damit der Patient auf allen Seinsebenen heil und ganz wird.

Nach diesem ausführlichen Exkurs in die miasmatische Denkweise können wir die Frage, wie die Atemorgane miasmatisch einzuordnen sind, leichter beantworten:

Nase, Rachen, Kehlkopf und Trachea dienen dem Lufttransport und können als Hohlorgane bezeichnet werden. Sie werden der Psora, Tuberkulinie und Skrofulose zugeordnet und produzieren Krankheiten wie Rhinitis, Pharyngitis, Laryngitis, Sinusitis, Otitis mit oder ohne Halsdrüsenschwellungen. Ein sicheres Zeichen, dass die Krankheit noch in dieser miasmatischen Schicht wirksam ist, ist zum einen, dass die Sekrete wässrig, durchsichtig, milchig, grünlich sind und abfließen. Zum andern nimmt die Erkrankung keine chronischen Züge an (periodische Wiederkehr, Rückfälligkeit nach der Akuterkrankung).

Die Lungen mit ihrem dichten Bronchiennetz und den Kapillaren sind lebenswichtige Organe, denn hier geschieht die Transformation von sauerstoffarmem zu sauerstoffreichem Blut, ein lebenswichtiger Vorgang. Hier entstehen sykotische Erkrankungen wie Lungenemphysem (Überblähung), Lungenödem, Lungenentzündung (2. Sykose), Bronchitis mit weichen gelben Sekreten (1. Sykose), Bronchitis mit zähem, fadenziehendem Sekret, das schwer abzuhusten ist, chronische Bronchitis ohne Auswurf, weil das Sekret eingetrocknet ist (3. Sykose). In dem Maße, wie den Sekreten immer mehr Feuchtigkeit entzogen wird, wandelt sich auch die Ausscheidung. Die Darmtätigkeit wird immer langsamer, es kommt zur Verstopfung oder aber sie wird extrem über-

reizt und es tauchen erschöpfende wässrige Stühle auf.

Die Lungentuberkulose befindet sich an der Schwelle von der tertiären Sykose (Kavernenbildung, käsiger Inhalt) zur Syphilinie.

Wird das Lungenparenchym angegriffen und degenerieren Bronchialzweige wie bei Krebs, befindet sich die Krankheit in der syphilitischen bzw. karzinogenen[18] Miasmenschicht.

Der eigentliche Motor der Atmung, das Zwerchfell, das wie die Lungen zu den festen Organen zählt, darf nicht aus dem Blickfeld geraten, da seine Tätigkeit den Sauerstofftransport im Blutkreislauf beeinflusst. Es ist ebenfalls ein lebensnotwendiges Organ und seine Erkrankung daher lebensbedrohlich.

Es sollte uns zu denken geben, dass die früher seltene Diaphragma-Hernie heute drastisch zunimmt. Mehr noch: Der Zwerchfellmuskel nimmt syphilitische = destruktive Züge an, indem er brüchig wird. Alle Gewebe zersetzenden und auflösenden Tendenzen sind syphilitischer Natur. Es ist zwar eine Meisterleistung der Mikrochirurgie, ein poröses Diaphragma zu reparieren, bringt aber auf Dauer keine Heilung, weil das syphilitische Miasma nach wie vor aktiv ist und neue Ansatzpunkte für seine zerstörerische Dynamik sucht.

Die grobe Orientierung, in welcher Miasmenschicht sich Atemwegserkrankungen abspielen, hilft uns bei der homöopathischen Mittelwahl und den Bezug Oben (Atemwege) – Unten (Dickdarm) im Bewusstsein zu bewahren.

---

18 Das karzinogene Miasma ist eine Verschmelzung von Sykose und Syphilinie. Siehe hierzu ausführlich mein Buch „Miasmatische Krebstherapie".

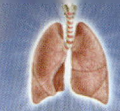

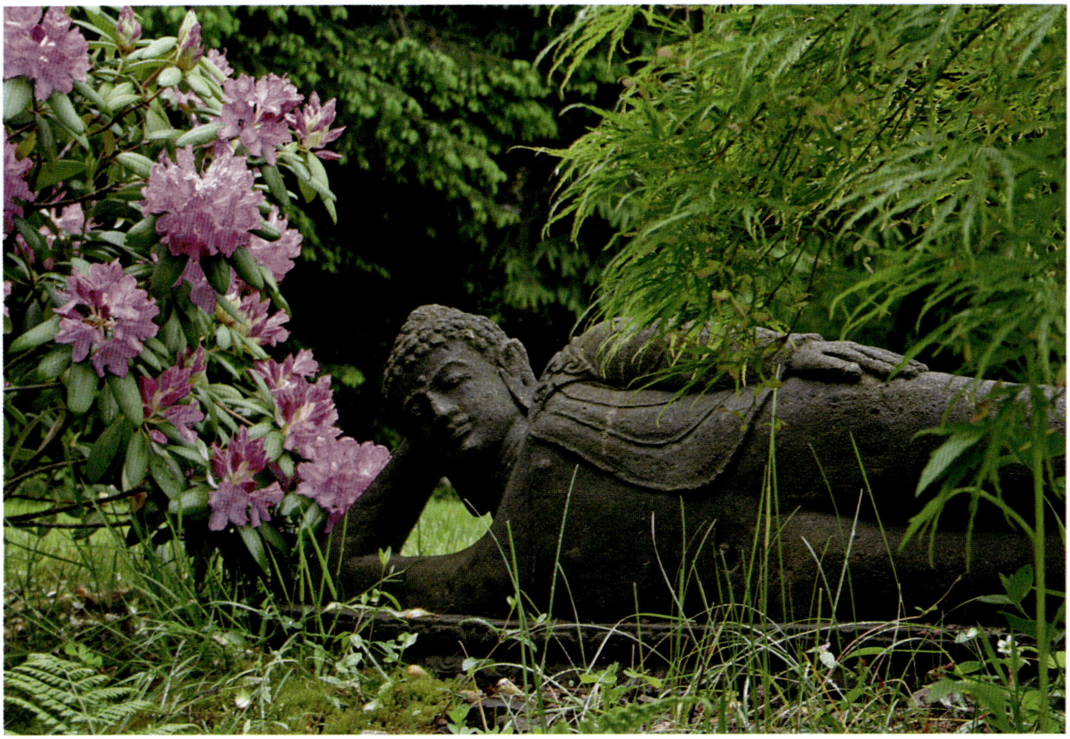

Ich atme ein, das Loslassen betrachtend.
Ich atme aus, das Loslassen betrachtend.

So übt er sich.

Buddha Gautama

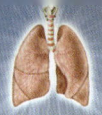
5.2 Homöopathische Arzneien für die Atemorgane

Nachdem der miasmatische Hintergrund der Atemorganerkrankungen etwas deutlicher geworden ist, wollen wir uns zunächst einen Überblick über typische Krankheiten des Atemtrakts und deren hauptsächliche Arzneien verschaffen. Es ist immer sinnvoll, durch eigene Repertorisation andere Arzneien als die aufgeführten zu finden. Diese dienen lediglich als Anregung, sich organotrop, konstitutionell und miasmatisch einer Atemwegserkrankung anzunähern. Dabei lernt man auch neue, heute notwendige Arzneien kennen, die einem dazu verhelfen, mehr wahrzunehmen und in Betracht zu ziehen als wir in der Schulhomöopathie lernen.

Tabelle 2 Atemwegserkrankungen und Arzneien

Die hochwertigen Arzneien sind in Großbuchstaben geschrieben.

Krankheit	Pathologie	Arzneien
Störung im Atemzentrum	Nervenzellkerne der Atmung und Reflexe (Schlucken, Husten) in der Medulla oblongata sind traumatisiert (z.B. durch Unfall)	Carb-ac
Bronchiektasen	Sackartige Ausbuchtungen der mittleren oder kleineren Bronchien	Ant-t, Bac, Beryl, Carb-v, Fl-ac, Hippoz, Kreos, Penic, Phel, Phos, Psor, Rad-br, SENEG, Sul-i, Tub
Dilatation der Bronchien	Erweiterung der Bronchialäste	Penic, Pert, BAC (bei Kindern)
Bronchospasmus	Verkrampfung der Bronchialmuskeln	Acetyls-ac, Anis, China, Hyos, Ip, Meph, Naja, Paracet, Sal-ac, Spong
Atemnot	Atemnot durch Verengung der Atemwege	ADREN, AM-C, ANT-T, ARS-I, BAC, BROM, CUPR, DROS, HIPPOZ, IOD, KALI- BR, MORG-P, MORG-G, MUT, NAPHTIN, PENIC, PULM-V, PULMON, THUJ, TUB
Asthma als Folge von Amalgam		Amlg-aur, Amlg-arg
Asthma als Folge von Alkoholismus		Mosch
Asthma, akuter Anfall		Kali-n, Lob, Ip, Nux-v
Asthma, allergisch		Acetyls-ac, Ars, Blatta-o, Carc, Coff, Cortiso, Cupr, Gels, Iod, Lach, Med, Moni, Paracet, Penic, Pulm-a, Thuj, Tub, Tub-a, Verat

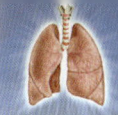

Krankheit	Pathologie	Arzneien
Asthma mit eitrigem Auswurf		Blatta-o, Hippoz
Asthma-Dyspnoe beim Ein- und Ausatmen		Med, Penic, Samb
Asthma-Dyspnoe nur beim Ausatmen		Med, Meph, Thal
Asthma-Dyspnoe nur beim Einatmen		Pert
Bronchialasthma		Acetyls-ac, Am-br, Anan, Ant-ar, Aral, Ars, Ars-i, Bac, Blatta-o, Carc, Cortiso, Cupr, Dros, Hep, Hippoz, Hydr, Hyos, Iod, Kali-bi, Kali-br, Kali-c, Kali-i, Lach, Med, Meph, Morg, Nit-ac, Ox-ac, Paracet, Penic, Samb, Sanic, Seneg, Sil, Spong, Sul-ac, Sulfonam, SYC, THUJ, TUB-A, Vario, Verat
Bronchialasthma, chronisch		Kali-ar
Emphysem	Die Erweiterung und Verschmelzung der Alveolar-Räume führt zur Überblähung der Lunge und zum Verlust von Oberfläche für den Gasaustausch	Ant-ar, Ant-t, Bac, Beryl, Blatta-o, Brom, Calc, Calc-f, Calc-p, Carb-an, Carb-v, Carc, Chlorpr, Coca, Cupr-acet, Cupr-ar, Lyc, Merc, Morg, Morg-p, Naphtin, Nit-ac, Penic, Phos, Queb, Seneg, Stann, Stann-i, Stry, Sul-ac, Tub, Verat
Emphysem mit Bronchitis		Ant-i, Ant-t, Bac, Beryl, Blatta-o, Carb-v, Caust, Cupr-acet, Diph, Eucal, Grin, Hippoz, Hydr, Hyos, Ip, Kali-i, Mal-ac, Pert, Phos, Prot, Rumx, Seneg, Sil, Stann-i, Stict, Stram, Sul-ac
Emphysem mit Keuchhusten		Bac, Dros, Pert, Sil, Sulph, Tub
Emphysem, Folge von Neurodermitis		Carc, Tub
Emphysem und chronische Sinusitis		KALI-BI, SIL, THUJ
Hals- Nasendiphtherie	Lokalinfektion der Schleimhäute des Nasen- und Rachenraumes durch das Corynebakterium diphtheriae	Amyg, Apis, Ars-i, Am-caust, Arum-t, Brom, Iod, Kali-bi, KALI-PERM, LACH, Mill, MERC-CY, Merc-i-r, Mur-ac, Naja, Nat-a, Nit-ac, Phyt, Ran-s, Rhus-t, Sul-ac

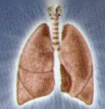

Krankheit	Pathologie	Arzneien
Laryngitis	Entzündung der Kehlkopf-schleimhaut	Beryl, Hep, Hip-ac, Merc-c, Merc-cy, Merc-i-r, Sulph, Syc, Tub
Laryngitis bei Glasbläsern		Sulo-ac
Laryngitis bei Sängern		Alum, Ant-c, Arg-met, Arum-t, Caust, Ferr-p, Gels, Mang, Morg, Phos, Sel
Lungen allgemein		Anis, Ant-t, Ars-i, Bac, Bell, Beryl, Bry, Caps, Carb-an, Cupr-ar, Dros, Hep, Hippoz, Ip, Lyc, Merc-v, Morg, Ox-ac, Phel, Phos, Pulm-v, Stann, Syc, Teucr, Tub-a, Uran-n
Lungenschwäche		Ars, Carb-v, Chr-ac, Kali-bi, Phos, Seneg, Stann, Tab, Verat
Lungenbasis		Med, Syc
Lungenembolie	Verschluss einer Lungenar-terie, verursacht durch einen Thrombus aus den tiefen Bein-, Becken- oder Bauch-venen	Acon, Carb-an, Crat, Crot-h, Hydr-ac, Lach, Merc-tn, Naja, Op, Phos, Tab, Verat
Lungenhilus	Eintrittspforte für Bron-chien, Arterien, Venen, Lymphgefäße und vegetative Nerven	Abrot, Bell, Calc, Fl-ac, Scroph-n
Lungenhilus mit fibroti-scher Veränderung		Scroph-n, Uran-n
Lungenhilus mit Ödem, tuberkulös, mit Vergrö-ßerung		Anthraci, Scroph-n, Syc
Lungenödem	Stauung in der Lunge durch den Austritt von Flüssigkeit aus den Lungenkapillaren in das Lungeninterstitium und in den Alveolarraum	Acetyls-ac, Ant-ar, Ant-t, Apis, Apoc, Ars, Aur-i, Beryl, Carb-v, Colch, Laur, Lyc, Merc-sul, Mosch, Nat-m, Phos, Pulm-v, Pulmon, Sabad, Seneg, Squil, Scroph-n, Tub, Uran-n, Verat, Vip
Pharynx allgemein	Rachenschleimhaut	Diph, Merc-c, Methys
Pharyngitis	Entzündung durch Trocken-heit	Cob-n, Coli, Cor-r, Dros, Morg, Plut-n, Ser-ang
Pharyngitis chronisch		Amlg-aur, Amlg-arg, Beryl, Carc, Cortiso, Diph, Graph, Merc-c, Merc-i-f, Nux-v, Parat-b, Phyt, Psor, Syph

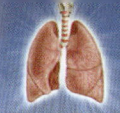

Krankheit	Pathologie	Arzneien
Pharyngitis mit Drüsen-schwellung	Skrofulöse Diathese	Hep, Kali-bi, Kali-m, Lach, Merc
Pneumonie allgemein	Entzündung des Lungenpa-renchyms	Ant-ar, Ars-i, Azath, Beryl, Bell, Brom, Bry, Caes-met, Carc, Cupr, Hep, Iod, Kali-bi, Kali-c, Kali-m, Kali-n, Kali-t, Lob, Lyc, Maland, Med, Meli, Merc-cy, Morg-p, Phos-ti, Plut-n, Rad-br, Ran-b, Sang, Seneg, Sil, Squil, Stann, Stram, Sulfonam, Syc, Thuja, Tub-a, Uran-n, Vanad, Vario, Verat, Verat-v, X-ray
Pneumonie, Lösungssta-dium		Hep, Iod, Lyc, Puls, Sang, Sulph
Pneumonie nach Anti-biotika		Sulph, Tub-k
Bronchopneumonie	Herdförmige, entzündliche Infiltrate in den Lungen-lappen	Ant-ar, Ant-t, Ars, Aur, Brom, Bry, Kali-c, Lyc, Merc, Morg, Nat-s, Ox-ac, Phos-ti, Syc, Tub-a
Bronchopneumonie, An-fangsstadium		Ant-t, Kali-bi, Kali-c, Morg, Morg-p, Phos, Squil, Thiop, Tub-a, Tub-k, Tub-m, Vario
Bronchopneumonie, chronisch		Ars-i, Carc, Morg
Bronchopneumonie, Mit-tellappen		Ant-t, Calc, Ip
Bronchopneumonie, rechter Lappen		Calc
Bronchopneumonie, Oberlappen		Ant-ar, Ars, Phos-ti, Sul-i, Tub-a
Bronchopneumonie, Oberlappen links		Ant-ar, Sep, Sul-i, Tub-a
Bronchopneumonie, Oberlappen rechts		Ars, Calc, Phos-ti, Tub-a
Bronchopneumonie, Un-terlappen		Ant-t, Aur-s, Bry, Lyc, Nat-s, Ox-ac, Phos, Syc, Tub
Bronchopneumonie, Un-terlappen links		Aur, Aur-s, Ox-ac, Tub-k
Bronchopneumonie, Un-terlappen rechts		Brom, Bry, Kali-c, Lyc, Merc, Phos, Syc

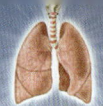

Krankheit	Pathologie	Arzneien
Lungeninfiltration (Knötchen)	Granulombildung im Lungenparenchym	Beryl
Lungenfibrose	Bindegewebig-narbiger Umbau des Lungengerüsts	Caes-met, Chloramb, Methys, Penic, Plut-n, Rad-br, Uran-n, X-ray
Obere Luftwege allgemein	Nase, Rachen, Neben-, Stirn- und Kiefernhöhlen	All-s, Apis, Arist-cl, Brom, Caust, Chlor, Diph, Hippoz, Iod, Ip, Kali-i, Lac-h, Morg, Morg-p, Pulom, Rad-br, Sulph, Syc, Syph, Tub-a, Uran-n, Verb
Pleuraerguss allgemein	Anstieg der Flüssigkeitsmenge im Gleitspalt zwischen Lungenwand und Rippenfell	Abrot, Apis, Arn, Ars, Bry, Canth, Caust, Kali-c, Merc-v, Phase, Seneg, Stann, Sulph
Pleuraerguss, eitrig		Hep, Morb, Pyrog, Sil
Pleuraerguss, blutig		Phase
Pleuraerguss, Resorption		Abrot, Ars-i, Kali-i, Sul-i
Stimmband, Entzündung	Fehlerhafte Verschlussbildung durch Atemschwäche	Aur, Carc, Iod, Lyc, Merc-c, Tub
Stimmband, Reizung	Fehlerhafte Verschlussbildung durch Atemschwäche	Acon, Arg-n, Bell, Croc, Dros, Ferr-p, Hyos, Sel, Tub,
Stimmband, Lähmung, einseitig, beidseitig	Verletzung des Kehlkopfnervs (Recurrens = Seitenast des N.Vagus = X. Hirnnerv)	Both, Bry, Caust, Diph, Gels, Lach, Ox-ac
Stimmband, Schwellung, ödematös	Verschluss der Stimmritze behindert oder unmöglich durch Versäuerung (Azidose)	Carc, Lach, Ox-ac, Tub, VIP
Stimmband, Trockenheit		Alum, Bell, Caust, Sel
Stimmverlust, drohender	Stimmbänder schließen/ schwingen nicht mehr	AM-CAUST, Arum-t, Carb-v, DROS, Phos, Psor, Spong, Seneg, STRAM
Trachea allgemein		Arist-cl, Ars, Beryl, Brom, Calc, Carb-an, Chinin-ar, Cor-r, Ip, Kali-bi, Lac-h, Lach, Nux-v, Ol-an, Pulmon, Rumx, Sang, Sil, Stann, Sul-i, Syph, Uran-n
Trachea, Entzündung der Schleimhaut		Apis, Arist-cl, Chinin-ar, Diph, Hippoz, Iod, Ip, Lac-h, Morg, Morg-p, Nux-v, Pulmon, Sul-i, Sulph, Syc, Tub-a, Uran-n
Trachea, Katarrh der Schleimhaut		Ant-t, Cann-s

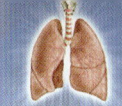

Krankheit	Pathologie	Arzneien
Trachea, Trockenheit		Ars, Carb-v, Cor-r
Trachea, Skrofulose		Samb

Die oben aufgeführten Arzneien lassen sich in vier Gruppen einteilen:

1. Arzneien, die in der homöopathischen Behandlung von Atemwegsstörungen bekannt sind
2. Nosoden
3. Arzneien, deren Urstoff allopathische Medikamente sind
4. Arzneien, deren Urstoff radioaktive Substanzen sind

Ich möchte die Gruppen einzeln besprechen und jeweils ihre wichtigsten Arzneien aus der obigen Tabelle herausfiltern. Wenn ich von „bekannten Arzneien" spreche, ist das natürlich relativ zu sehen. Jeder Therapeut wird sein eigenes Arsenal bewährter Arzneien für Atemwegserkrankungen zusammenstellen. Akutmittel wie *Aconitum, Belladonna, Ipecacuanha*, auch die typischen Hustenmittel wie *Bryonia, Drosera, Spongia, Phosphor, Calcium, Rumex* setze ich als bekannt voraus. Dass Schlangenmittel wie *Lachesis, Naja tripudians, Vipera berus* und *Crotalus horridus* eine Wirkung auf die Atmung haben und deshalb bei Anzeichen von Atemlähmung hilfreich sind, gehört ebenfalls zum Grundwissen wie die Arzneien, die eine hektisch-hysterische Komponente in der Atmung aufweisen wie *Hyoscyamus, Gelsemium* und *Coffea*. Auch vom „Stress-Champion"

Nux vomica, der, wie später noch erklärt, der Regent der Parasitose ist, kennen wir die Auswirkung auf die Atemorgane. *Sulphur* und *Silicea* als Polychreste sind immer wichtig, wenn es um die vielen Grade von Verschleimung geht. Es bleiben noch genügend Arzneien übrig, die wir genauer anschauen sollten, da sie für spezielle Krankheiten und Krankheitsgrade der Atemorgane notwendig sind. Wer noch nicht darin geübt ist, punktgenau wie ein Laserstrahl ein Organ oder einen Organbereich zu behandeln oder noch nicht miasmatisch denkt, kann sich hier einüben.

Ich gebe manchmal nicht nur die miasmatische Schicht an, in der sich die Krankheit aufhält, sondern gebe durch Pfeile die dynamische Richtung der miasmatischen Schicht an wie z.B. Tub ↓ Syk 1 oder Syk 3 ↑ Scrof. Die Beziehung der Tuberkulinie zur Syphilinie wird durch den Doppelpfeil angezeigt: Tub ↕ Syp. Als Orientierung für die Miasmenfolge dient die Auflistung auf S. 14. Der Hauptwirkungsbereich einer Arznei wird fett gedruckt.

Die Begriffe Ausatemasthma und Einatemasthma beziehen sich auf den zugrundeliegenden Konflikt (Ausatem – will nicht hergeben – sykotisch, Einatem – will nicht leben – syphilitisch).

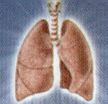

Tabelle 3 Bekannte und weniger bekannte Arzneien für die Atemorgane

Arznei	Kürzel	Indikation	Miasma
Abrotanum *Eberraute*	Abrot	Trockener Husten nach Diarrhoe, Atembeklemmung. Typisches Mittel für Sänger bei Lampenfieber!	Psor
Allium cepa *Zwiebel*	All-c	Schleimhäute von Nase und Kehlkopf, akute Erkältungen, Katarrhe, Heiserkeit, Anfangsphase einer chronischen Bronchitis.	Psor
Ammoniacum gummi *Gummiharz*	Ammc	Bei alten Menschen: chronische Bronchitis, Katarrh der Nasennebenhöhlen.	Syk
Ammonium carbonicum *Hirschhornsalz*	Am-c	Die Atmung insgesamt, Lungen und Bronchien. Extreme Kurzatmigkeit, Todesangst zu ersticken, Rasseln in der Brust, aber wenig zähes oder kein Sputum. Langdauernder Schnupfen.	Tub ↕ Syp
Ammonium causticum *Salmiakgeist*	Am-caust	Stimmritzenkrampf mit Erstickungsgefühl, Stimmverlust, Nasendiphtherie (auch hereditär!). Extreme Schleimansammlung mit unaufhörlichem Husten, große Erschöpfung. Wirkt gut, wenn Causticum nicht ausreicht.	Tub ↕ Syp
Anisum stellatum *Sternanis*	Anis	Atemnot und Tietze-Syndrom (an der 3. Rippe rechts oder links ist der Knorpelübergang entzündet), wird leicht verwechselt mit Anzeichen eines Herzinfarkts. Husten mit eitrigem Schleim.	Psor
Antimonium tartaricum *Brechweinstein*	Ant-t	Schleimhäute der Bronchien und Lungen. Starke Schleimbildung und -absonderung. Ursache liegt im Verdauungstrakt. Erstickende Kurzatmigkeit, lockerer, sputumarmer Husten. Cholerischer Menschentyp. Ödembildung in den Beinen!	Syk
Aralia racemosa *Aralienwurzel*	Aral	**Asthma nachts im Liegen**, reichlich wässriger Schleim aus der Nase .	Tub
Arsenicum album *Weißes Arsenik*	Ars	Die Atmung insgesamt, Schleimhäute der Atmungsorgane, rechter Lungenflügel. Todesängste mit extremer Ruhelosigkeit, hektisches Atmen, rascher Kräfteverfall. Sackartige ödematöse Schwellungen!	Syk ↓ Syp
Arsenicum iodatum *Arsentriiodid*	Ars-i	Schleimhäute der Nase und des Verdauungstrakts. Trockener Hals, Heiserkeit, Kurzatmigkeit, Lufthunger. Gelbgrüner, übel riechender Auswurf.	Tub
Beryllium metallicum *Beryll*	Beryl	Dyspnoe, Bronchiektasen, Lungenemphysem, Alveolitis, wiederkehrende Bronchitis, Pharyngitis und Laryngitis, Pneumonie, **Zwerchfellhernie (Hiatus), Lungenkrebs, Bronchialkarzinom,** Lungenemphysem, Lungeninfiltration (Knötchen), Lungengranulomatose, Lungenödem, Polypen: Kehlkopf, Larynx, Stimmbänder.	Syk

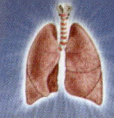

Arznei	Kürzel	Indikation	Miasma
Blatta orientalis *Indische Kakerlake*	Blatt-o	Asthma mit Bronchitis, Atemnot als Folge von Verschleimung durch minderwertiges Essen. Folgt gut auf Arsen.	Syk
Bromum *Brom*	Brom	Die Atmung insgesamt, Kehlkopf. Erstickungsanfälle mit kruppösem oder keuchendem Husten. Dicker weißer Auswurf. Vergrößerung der Halsdrüsen.	Syk
Carbolicum acidum *Karbolsäure*	Carb-ac	**Grippe,** besonders wirksam, wenn Anthracinum, Echinacea, Iodum und Pyrogenium in der Behandlung chronischer Atemwegserkrankungen erfolglos waren.	Tub ↕ Syp
Carbo vegetabilis *Holzkohle*	Carb-v	Atembeklemmung, Heiserkeit, pfeifendes Atmen und Schleimrasseln in der Brust, übel riechender Auswurf, **vernachlässigte Pneumonie,** Thrombopenie mit der Folge von Lungenblutung.	Syk ↓ Syp
Cuprum metallicum *Kupfer*	Cupr	Spasmisches Asthma mit Erbrechen, Erstickungsanfälle, Spasmus der Stimmritze. Symptome treten periodisch auf.	Syk
Drosera rutundifolia *Sonnentau*	Dros	Die Atmungsorgane insgesamt. Tuberkulose. Heiserkeit mit Aphonie im Wechsel. Periodische Hustenanfälle mit Atemnot. Schwächliche Konstitution.	Tub
Eucalyptus globulus *Eukalyptusblätter*	Eucal	Asthma mit starker Atemnot, Auswurf mit dickem weißem Schleim, Bronchitis bei alten Menschen, Keuchhusten bei (rachitischen) Kindern, Bronchiendilation, Lungenemphysem.	Syk
Grindelia robusta *Amerikanische Asternart*	Grin	**Apnoe beim Einschlafen.** Keuchhusten mit reichlicher Schleimabsonderung, Cheyne-Stokes-Atmung. Geht oft mit Milzschmerz und -schwellung einher.	Syk
Hepar sulfuris *Kalkschwefelleber*	Hep	Schleimhäute der Atemwege. Übel riechende, reichliche Absonderungen. Viel Räuspern, reichliches Schwitzen, hektisches Fieber, viel dicker Eiter bei schlecht heilenden Wunden. Erstickender Husten ohne Auswurf trotz Rasseln in der Brust. Rezidivierende Bronchitis. Reizbarer und missmutiger Charakter.	Syk
Hydrastis *Kanadischer Gelbwurz*	Hydr	Späte Stadien von Bronchialkatarrh bei alten erschöpften Menschen, Kachexie, Erstickungsanfälle mit kaltem Schweiß am ganzen Körper. Chronische Verstopfung der Nase mit Sinusitis.	Syk 3 ↓ Syp
Iodum *Iod*	Iod	Schleimhäute der rechten Lungenspitze oder Lungenbasis und des Kehlkopfs. Diphtherie. Rasante Symptomatik, erstickende Heiserkeit, geschwollene harte Halsdrüsen, schneller Kräfteabbau. Übellauniger, cholerischer, ruheloser und im Affekt handelnder Charakter.	Skrof ↓ Syk

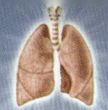

Arznei	Kürzel	Indikation	Miasma
Kalium bichromicum *Kaliumbichromat*	Kali-bi	Schleimhäute der gesamten Luftwege, aber besonders der Nase und des Rachens. Langsame und tiefgreifend-destruktive Prozesse. Klebrige, zähe oder klumpige Absonderungen. Alte Katarrhe. Gleichgültiger schmerzunempfindlicher Charakter.	Syp
Kalium iodatum *Kaliumiodid*	Kali-i	Lungenlappen beidseitig, Stirnhöhlen. Hartnäckige Chronizität der Symptome, dicke grüne, später schmutzig-braune zähe, wundmachende Absonderungen. Lufthunger, pfeifendes asthmatisches Atmen, trockene Bronchitis, Pneumonie, reichliche Nachtschweiße. Ödematöse Schwellungen im Gesicht oder/ und in den Beinen! Barsches, übelgelauntes, reizbares bis brutales Wesen.	Syk 2
Laurocerasus *Kirschlorbeer*	Laur	Zyanose und Atemnot, viele Herzsymptome, **drohende Lungenlähmung durch Zwerchfelllähmung.**	Syp
Lycopodium clavatum *Bärlappsporen*	Lyc	Atemnot durch Verspannung, Husten mit dickem grau-blutigem Auswurf, **verschleppte Pneumonie.** Mangelhafte Darmaktivität, harter Stuhl. Wichtiges Heilmittel der sekundären Sykose und unterdrückter Atem-Themen.	Syk 2
Malicum acidum *Apfelsäure*	Mal-ac	Emphysem, chronische Bronchitis alter Menschen. Regt die **Atemkette in den Mitochondrien und den aeroben Stoffwechsel in den alveolären Kapillaren an.**	Syk
Manganum aceticum *Manganacetat*	Mang	Sauerstoffunterversorgung durch Zerstörung der Erythrozyten (schleichende Vergiftung am Arbeitsplatz). **Chronische Heiserkeit, jede Erkältung erregt eine Bronchitis,** Kehlkopf und Luftröhre, alles affiziert die Ohren. Schleimiges Sputum bei trockener, rauer Kehle. Schmerzhafte, tiefgehende Wundheit in der Luftröhre. Schwächliches, nervöses Wesen. Typisches Sänger- und Rednermittel.	Skrof ↓ Syp
Mephitis putorius *Stinktier*	Meph	Fließschnupfen, Stinknase, **stinkende Absonderungen aus dem Ohr**, Bronchialasthma, Ausatem-Asthma, Einatmung schwierig, Ausatmung keuchend, krampfartiger Husten, schwerer Keuchhusten bei Kindern, Augenentzündung durch zu viel Fernsehen oder Arbeit am Computer, grüner Star, nächtliche Krämpfe in den Unterschenkeln.	Tub ↓ Syk 2
Mercurius cyanatus *Quecksilbercyanid*	Merc-cy	Mund, Hals, Kehlkopf, Kapillaren. Dicke graue Membranen im Hals = septische Diphtherie, Krupphusten mit Erstickungsangst. Rasante Gewebezerstörung mit extremer Erschöpfung. Todesangst mit Fatalismus.	Syp
Millefolium *Schafgarbe*	Mill	Kopf (Schwindel), Husten mit blutigem Auswurf, Krupphusten mit Erstickungsangst. Anfangsstadium von Schwindsucht.	Syp

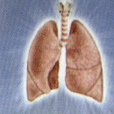

Arznei	Kürzel	Indikation	Miasma
Moschus *Moschushirsch*	Mosch	Akutes Asthma: **bei Alkoholismus** und Zornausbrüchen, **cholerisch.**	Syk
Naphthalinum *Chemischer Bestandteil des Steinkohlenteers, Teerkampfer*	Naphtin	Alte Menschen: **Asthma**, Erstickungsanfälle, trockener Husten, Schnupfen in die Bronchien absteigend, Katarakt (tuberkulin) mit Nierenstörungen, grauer und grüner Star. „Naphthalin": altes Schimpfwort für schwindsüchtige, arbeitsunfähig gewordene Männer im Steinkohlenbergbau. **Keuchhusten bei Kindern.**	Syk 3 ↓ Syp
Phellandrium aquitacum *Wasserfenchel*	Phel	Bronchitis, Asthma, Bronchiektasen, Auswurf locker, reichlich bis stinkend, zäh, akute Lungentuberkulose.	Tub
Phosphorus *Gelber Phosphor*	Phos	Untere Lungen, Schleimhäute von Magen und Gedärmen. Von der Nase absteigende Erkältung, Atembeklemmung, Pneumonie. Ängstliches, leicht erregbares, nervöses Wesen.	Tub ↕ Syp
Phosphorus triiodatus *Phosphorjodid*	Phos-ti	Bronchopneumonie, Oberlappen rechts.	Tub
Pulmonaria vulgaris *Lungenkraut*	Pulmon	**Asthma,** Entzündungen der oberen Luftwege.	Tub
Quebracho (aspidosperma)	Queb	**Dyspnoe durch Sauerstoffmangel,** Lungenemphysem.	Syk
Rumex *Krauser Ampfer*	Rumx	Schleimhäute des Kehlkopfs, der Luftröhre und des Darms. Trockene empfindliche Schleimhäute, klebrige Absonderungen, Reizhusten, schaumiger Auswurf im Frühstadium, dann viel zäher Schleim.	Syk 2
Sabadilla *Mexikanisches Läusekraut*	Sabad	Heufieber, Nasenkatarrh mit wässrigem Sekret, Hals voller Schleim, chronische Halsschmerzen, Schluckzwang. Typisches Sänger- und Rednermittel bei Lampenfieber und hysterischem Temperament.	Psor ↓ Tub
Sambucus nigra *Schwarzer Holunder*	Samb	Atmungsverlauf und Atmungsorgane. Schwitzen und Kurzatmigkeit. Ödembildung! Plötzlicher Erstickungsanfall, Krupphusten, pfeifendes Atmen.	Syk
Senega *Virginisches Milchkraut*	Seneg	Kehlkopfkatarrh, Stimmverlust, Stimmbandlähmung Bronchialkatarrh, schwieriges Abhusten zähen Schleims bei alten Menschen, nierenschwache Menschen mit Emphysem, chronisches Asthma.	Syk 2
Squilla maritima *Meerzwiebel*	Squil	**Bronchopneumonie,** Atemnot beim Einatmen, heftiger Husten mit schleimigem Auswurf.	Tub

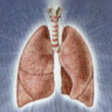

Arznei	Kürzel	Indikation	Miasma
Sulphuricum iodatum *Schwefeljodid*	Sul-i	Dyspnoe, beginnende Atrophie der Drüsen, **Glaskörper-trübung** der Augen.	Skrof ↕ Syp
Sulphurosum acidum *Schweflige Säure*	Sulo-ac	Allergisches Asthma durch Smog, Elektrosmog, Schwefeldämp-fe, Bronchialasthma, chronische Bronchitis, **Laryngitis bei Glasbläsern, Heiserkeit durch Überanstrengung bei Rednern** (Schauspielern), Lungenemphysem, Lungenödem.	Syk
Teucrium marum verum *Katzengamander*	Teucr	Nasen- und Rektalsymptome! Verstopfte Nase, klumpige Ab-sonderungen, Polypenbildung. Überempfindliches, nervöses Wesen.	Syk
Thuja *Lebensbaum*	Thuj	Heilmittel für die gesamte Sykose, **Asthma bei Kindern,** chroni-sche Laryngitis.	Syk

Bei vielen chronischen Erkrankungen der Atemwege kommen Nosoden in Betracht, die zusammen mit einem miasmatischen Haupt-mittel eine starke Heilkraft entwickeln, um die miasmatische Belastung auszuheilen. Auch hier gibt es ranghöchste Arzneien, die häufig gebraucht werden und solche, die gezielt in einer bestimmten Heilungsphase notwendig sind. Zu den letzteren gehören die Darmnoso-den, deren Botschaft und Heilkraft man nicht hoch genug schätzen kann:

Wenn in einem Heilungsprozess die Syko-se erreicht wird, brechen alle Schleusen auf. Alte unterdrückte Körperphänomene und emotionale Bedürfnisse treten zutage, neue Perspektiven werden angestrebt. Aber diese Überlappungen zwischen unerledigten The-men der Vergangenheit und zukunftsweisen-den Themen erzeugen ein scheinbares Chaos, in dem der Patient gezwungen ist, Ordnung zu schaffen. Das ist meistens miasmatisch ge-sehen die Mitte = Sykose und es geht um das Thema Mitte = Heimat, bei sich zu sein, zu sich zu stehen. In dieser Phase geschieht es nicht selten, dass wir homöopathische Arzneien ohne Wirkung verordnen. Da wir oft geneigt sind, in die sykotische Falle der Täuschung zu treten, meinen wir, das Mittel sei falsch, repertorisieren, verordnen das nächste. So ent-steht eine Serie erfolgloser Verordnungen, die zu der Annahme von Therapieresistenz und Heilungsblockade führt. Aber das Bewusst-sein des Patienten ist viel klüger und mit ihm auch die Sykose, denn jetzt spielen sich erstens die wichtigsten Heilungsschritte im Verbor-genen ab und zweitens ruft der Organismus nach Hilfe, um Dinge loslassen zu können. Es ist der Darm, unser Werte-Zentrum, das uns wie kein Zweites lehrt, dass Körper und Geist gemeinsam in die Heilung gehen müssen. Ist der Darm immer noch in Unordnung, ver-stopft, verschlackt, „geschlaucht" von vielen Durchfällen, hält das Körperbewusstsein inne und sendet uns die Botschaft: Bitte erst mal hier hinschauen, denn hier fehlt die Kraft der Ausscheidung und des Loslösens von Altem, Unbrauchbarem.

Im Darm sitzt in der Tat der Tod und mit dem ist im Heilungsprozess nicht zu spaßen. Seit von Edward Bach und seinen Mitstrei-

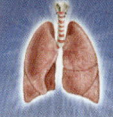

tern diese Zusammenhänge durchschaut und genial durch Darmnosoden gelöst wurden, können wir der Situation kreativ begegnen. Wir verordnen als Zwischenmittel eine Darmnosode und sorgen für eine Darmsanierung. Wenn man sie selbst nicht beherrscht, halte man Ausschau nach Kollegen, die Colon-Hydrotherapie oder sonstige Darmsanierungsmaßnahmen über Ernährung, Entsäuern usw. beherrschen. Es grenzt an ein Wunder, wie dynamisch der Heilungsprozess vorangeht, wenn im Darm Ordnung herrscht. Da wir in der miasmatischen Ganzheitstherapie gleich von Anfang an Basistherapien verordnen, tauchen solche gravierenden Heilungs-Stopps selten auf. Aber wenn es dazu kommt, hat uns die Erfahrung gelehrt, immer zuerst nach dem physisch-psychischen Thema des Darms zu schauen, ehe wir ein neues homöopathisches Mittel verordnen. Wir sehen, auch ohne Kaffee, Kampfer und ätherische Öle können Arzneien scheinbar unwirksam sein, wenn das physisch-psychische Terrain anderer Heilungsimpulse bedarf. Die Darmnosoden[19] sind gute Lehrmeister, wie weise die Natur unseres Organismus ist.

Alle Darmnosoden sind wichtig, dennoch möchte ich eine Nosode herausstellen, weil sie immer mehr in den Vordergrund miasmatischer Behandlungen rückt: *Bacillus Sycoccus* (Paterson) mit seinen fast 700 Symptomen im Arzneimittelbild. Für die Ausheilung der gesamten Sykose ist in vielen Fällen *Thuja* und *Medorrhinum* notwendig, zumal, wenn eine

hereditäre Tripper-Belastung vorliegt. Aber es gibt nach meiner Beobachtung immer mehr Patienten, bei denen diese Belastung zwar mit *Thuja* und *Medorrhinum* sehr gut ausgeräumt wurde, oder es gab eine solche gar nicht in der Familie und trotzdem tauchen zahlreiche sykotische Symptome auf, die einfach nicht weichen wollen. Das ist die große Stunde der Nosode *Sycoccus*, die wie eine breite Straßenkehrmaschine das ganze physisch-psychische „Gerümpel" des Patienten zusammenfegt und zu neuer Energie recycelt. Als Faustregel kann man sich merken: Tritt ein Patient scheinbar auf der Stelle, was vorzugsweise in der sykotischen Heilungsphase geschieht, ist das Energiesystem überfordert und wir sollten an *Sycoccus* denken, es als Zwischenmittel einsetzen und dann den roten Faden unserer homöopathischen Behandlung wieder aufgreifen.

Eine letzte Nosodenart sollte erwähnt werden: Manche Menschen lassen sich das Amalgam zu schnell entfernen und die Ausleitungsverfahren greifen nicht schnell genug oder es finden keine Ausleitungsverfahren statt, dann können gravierende Nebenwirkungen ausgelöst werden. Auch in dieser Situation ist der Körper weise und reagiert nicht auf immer neue Heilungsimpulse, weil zuerst an der Basis Ordnung geschaffen werden muss. Meistens geht es hier um einen überforderten Leberstoffwechsel und ein Sanierungsbedürfnis des Darms. *Amalganum* hilft als Zwischenmittel für eine verbesserte Regulationsfähigkeit, aber es müssen unbedingt auch handfeste Entgiftungsmaßnahmen ergriffen werden.

---

19 Mehr über Darmnosoden ist zu lesen in meinen Büchern: „Miasmen-Test" und „Verdauungsorgane – der Weg zur Mitte", siehe Literaturverzeichnis

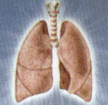

Tabelle 4 Nosoden bei Atemwegserkrankungen

Nosode	Abkürzung	Indikation	Miasma
Amalganum aurum	Amlg-aur	In der Parasitose wichtig bei Zahngold und Amalgam.	Para
Amalganum argentum	Amlg-arg	In der Parasitose wichtig bei Silberanteil im Amalgam.	Para
Anthracinum	Anthrac	Ödematöses Zellgewebe, schwarze dicke Blutungen aus jeder Körperöffnung.	Syp
Bacillinum	Bac	Regent der Tuberkulinie, wenn es im Leben des Patienten eine tuberkulöse Erkrankung gab.	Tub
Bacillus Morgan (Bach) Darmnosode	Morg	Chronische Bronchitis (im Winter wiederkehrend), Laryngitis bei Sängern, Sinusitis frontalis (Stirnhöhlen), maxillaris (Kieferhöhlen), Bronchopneumonie, **Uterus-myom, Dysmenorrhoe,** Gemüt: meidet Gesellschaft, Angst vor Alleinsein, Erwartungsspannung, **Selbstbe-trachtung, Selbstvertrauen, Selbstachtung.**	Syk
Bacillus Morgan pure (Paterson) Darmnosode	Morg-p	**Asthma,** Kurzatmigkeit, flache Atmung. **Gutes Folge-mittel, wenn viele homöopathische Arzneien wirkungs-los sind.**	Syk
Bacillus mutabile (Bach) Darmnosode	Mut	Ständig wechselnde Zustände, **Asthma** abwechselnd mit Hautausschlägen. Einsatz, wenn homöopathische Arzneien scheinbar nicht mehr wirken.	Syk
Bacillus Proteus (Bach) Darmnosode	Prot	Chronischer Schnupfen, Pharyngitis. Wichtiges Folge-mittel, wenn viele homöopathische Arzneien scheinbar wirkungslos sind.	Syk
Bacillus Sycoccus (Paterson) Darmnosode	Syc	Bronchialasthma, allergisches Asthma (Eier, Huhn), **Grippe,** viele Lebensmittelunverträglichkeiten, Heu-schnupfen, reichlich gelber dicker Auswurf, chronische Katarrhe der Atemorgane, Drüsentuberkulose. Wichti-ges Folgemittel, wenn homöopathische Arzneien schein-bar nicht wirken.	Syk
Carcinosinum	Carc	Trennung zwischen Syphilinie und Sykose, um den Kör-per regulationsfähig zu machen.	Karz
Diphtherinum	Diph	Hals und Nase mit dicken gelben Absonderungen, Atemnot, dicke graue Membran auf den Tonsillen.	Syk 1↓ Syp
Histaminum	Hist	**Akutes Asthma,** Stockschnupfen, Gemüt: depressiv, ge-reizt, unruhig, Schleimhaut in Rachen und Hals trocken.	Syk
Medorrhinum	Med	Regent der Sykose bei realer und hereditärer Gonorrhoe.	**Syk**

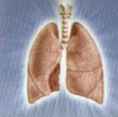

Nosode	Abkürzung	Indikation	Miasma
Methysergidum	Methys	Plötzliche Dyspnoe, Fibrose: Lungen, Peritoneum. Lungenerkrankung durch Einatmen von Haarspray (Friseurberuf!).	
Monilia albicans = Candida albicans	Moni (cand-al)	Allergisches Asthma, **chronische Otitis media,** chronische Hautekzeme, **Zunge rot, geschwollen, trocken, weiß belegt,** Gemüt: aufmerksam, fleißig, unruhig, schnell gestresst, **Mundsoor bei Kindern,** Mykosen, Urtikaria, Obstipation durch Antibiotika, Penicillin.	Syk
Morbillinum	Morb	**Asthma nach Masern, chronische Konjunktivitis, eitriger Pleuraerguss,** eitrige Pleuritis (Empyem), Asthma nach unterdrückten Hautausschlägen, Autismus als Folge von Masernimpfung, Kurzatmigkeit, Atemrhythmusstörungen, chronisch: Otitis media, Heuschnupfen, Rhinitis, Augenkatarrh. Wichtiges Zwischenmittel, wenn allopathische Medikamente oder/und homöopathische Arzneien nicht mehr wirken.	Skrof ↓ Para
Paratyphoidinum B	Parat-b	Chronische Halsentzündung und Diarrhoe (besonders im Sommer), akute Pneumonie, vernachlässigte Bronchopneumonie, Pharyngitis und Tonsillitis, chronische Verdauungsstörungen und Obstipation. Gemüt: psychotische Zustände, Angst vor Unfall und Zukunft, Waschzwang, in der Familie: Zwangsneurosen, psychiatrische Krankheiten, überempfindlich gegenüber Geräuschen und Musik. Besonders wirksam, wenn keine der Darmnosoden, Carcinosinum, Camphora, Ferrum phosphoricum, Mercurius, Natrium muriaticum, Silicea, Tuberculinum, Veratrum album Heilung bewirken!	Syk ↓ Syp
Pertussis	Pert	Dyspnoe, Apnoe, dilatierte Bronchien bei Bronchialasthma und Bronchiektasen, chronisches Einatem-Asthma, chronische Bronchitis, dicker schleimiger Auswurf bei keuchhustenähnlichem Husten (Erwachsene), schwerer Keuchhusten bei Kindern, Tuberkulose im Anfangsstadium, skrofulöse Halsdrüsenverhärtung, Autoimmunerkrankungen, Thrombozytopenie.	Syk
Pulmo anaphylacticus (Nosode einer Lunge mit anaphylaktischem Schock)	Pulm-a	Workaholic, hyperaktiv, zwanghaft, schnell entkräftet. Allergisches, chronisches Bronchialasthma. Kein Stuhldrang.	Tub ↕ Syp

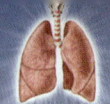

Nosode	Abkürzung	Indikation	Miasma
Tuberculinum	Tub	Lungen, Kehlkopf. Tuberkulose, Erkältungsanfällig-keit, viel Schleimbildung und Räuspern, Lufthunger, Hustenanfälle, Schleimrasseln in der Brust, Drüsenver-größerung, Fieber. Nasenpolypen. Unzufriedenes, nach Abwechslung süchtiges Wesen, Wutanfälle.	Tub ↕ Syp
Tuberculinum avis	Tub-a	**Asthma bronchiale akut mit Fieberschüben**, Allergi-sches Asthma, Bronchiolitis (Kapillarbronchitis, Alveo-litis), wiederkehrend: Sinusitis, Pharyngitis, Bronchitis. Anfälligkeit: Bronchopneumonie, Bronchopneumonie Oberlappen links und rechts, **Influenza, Folge von Im-munsuppression,** schwere Keuchhustenanfälle bei Kin-dern. Hereditär: Tuberkulinie, Syphilinie, **syphilitische Tuberkulinie.** Wichtiges Mittel, wenn andere homöopa-thische Arzneien scheinbar unwirksam sind.	Tub ↕ Syp
Vulpes pulmo (Nosode Fuchslunge)	Pulm-v	Bronchialasthma, Bronchitis, Bronchialkatarrh, Bron-chiektasen, Dyspnoe, Lungenödem. Entkräftung.	Tub ↓ Syk

5.3 Die Parasitose und ihre Behandlung

Die Parasitose ist eine Arzneikrankheit, die in enger Verbindung mit der Sykose steht. Der Glaubenssatz der Arzneikrankheit lautet: „Ich kann nur, wenn…" und ist noch stärker als das sykotische Wesen auf bestimmte Konsum-mittel, Stimulanzien und pharmazeutische Medikamente fixiert. Die Besessenheit, noch schneller als hundertstel Sekunden zu sein, da-für noch mehr Dopings, Aufputscher, Angst-hemmer einzusetzen, dauernd topfit sein zu müssen, gehört zur Parasitose ebenso wie der Jugendwahn, der viel „unreifes Obst" in Men-schengestalt produziert. Die Parasitose hat na-türlich auch von der Wortbedeutung her mit parasitärer Belastung zu tun, allerdings mehr in dem Sinne, dass unterdrückende Maßnah-men gegen Bakterien, Viren, Schmarotzer (Parasiten, Pilze) massiv und dauerhaft ange-wendet wurden und werden und regelmäßige Impfungen schließlich jede natürliche Regung des Immunsystems unterbinden. Die Parasi-tose ist aber auch der Ausdruck des Wahns, dauernd gesunde Mittel, vor allem Nahrungs-ergänzungsmittel schlucken zu müssen – zur Prophylaxe, wie der tonnenweise Konsum pro Jahr gerechtfertigt wird. Diese verhängnisvolle miasmatische Parallele der Sykose nährt das Krankheitsbewusstsein: „Ich kann nie richtig gesund sein. Ich kann nie ohne Arznei gesund sein. Ich muss immer in Therapie sein. Wenn ich keine Mittel einnehme, werde ich krank."

Die Parasitose-Glaubenssätze haben sich lei-der auch in der Homöopathie eingenistet, indem Menschen Jahre und Jahrzehnte in Behandlung sind, eine „Weltreise" durch die Materia medica absolvieren, ohne sich jemals heil und ganz zu fühlen. In manchen homöo-pathischen Praxen werden endlose Geschich-ten produziert, die ohne Punkt und Komma lineares Denken ausdrücken: Symptom – Mit-tel – Symptom – Mittel – Symptom – Mittel

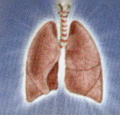

usw., es lässt sich immer noch ein Symptom finden, denn vollkommene Symptomfreiheit gibt es nicht. Auch das ist eine Form von Fixierung und Besessenheit.

Die Angst, krank zu werden, wird mit dem Mäntelchen der Vorsorge umhüllt. Doch das Bewusstsein, das dahinter steht, manifestiert sich in den beinahe zahllosen Folgekrankheiten der dauernden Substituierung mit Heilmitteln aller Art.

An früherer Stelle erklärte ich, dass allopathische Medikamente als Stoßtherapie im Akutfall eine heilsame Wirkung erzielen und erst durch den dauerhaften Konsum ihr Arsenal möglicher Nebenwirkungen entfalten. Die Parasitose entsteht somit über einen längeren Zeitraum, in dem der Patient gar nicht mehr prüft, ob das Medikament nötig ist, sondern es aus Gewohnheit oder Angst weiterhin einnimmt. Der Reiz ist erlahmt und die Abhängigkeit aktiviert. Nun treten die Nebenwirkungen in Kraft, die im Grunde neue Krankheiten darstellen.

Dazu ist mir unvergesslich in Erinnerung, wie eine elsässische Patientin zu mir in die Behandlung kam und mir einen minutiös ausgearbeiteten Medikamentenplan „gegen Asthma" vorlegte: Für jedes ihrer Symptome bekam sie ein Medikament und für jede Nebenwirkung der insgesamt acht Medikamente wurden wiederum Medikamente verschrieben, so dass sie pro Tag 41 Pillen einnahm. Nun kam sie wegen gravierender Magenkrämpfe, da sie keinen Appetit mehr hatte und das Wenige, das sie aß, weder schmeckte, noch normal verdaut wurde. Sie erwartete ein homöopathisches Mittel gegen Magenkrämpfe und fand es zu Beginn der Therapie jenseits

ihrer Vorstellung, der Magen streike wegen der täglichen Pillenflut.

In solch einem Fall, der übrigens nicht so selten ist, wenn wir mal genauer prüfen, was unsere Patienten schon alles geschluckt haben und immer noch kritiklos substituieren, sind wir nicht nur aufgerufen, die Parasitose als aktives Miasma zu therapieren, wir müssen auch ein paar kreative Ideen bereithalten, um die Patienten in die Toleranz und Unabhängigkeit zu begleiten. Das zentrale Mittel, der „Champion" der Parasitose ist *Nux vomica*, denn er/sie schluckt alles, was Symptome schnell wegmacht und verheißt, man müsse nichts in der Lebensführung ändern. Zusätzlich zu *Nux vomica* breitet sich ein wahrer „Bauchladen" fabelhafter Arzneien aus, die genau dem Bewusstsein entstammen, das uns so krank macht: Pharmazeutika aller Art, Suchtmittel, Impfstoffe, Nosoden von einst unterdrückten Infektionskrankheiten.

Wenn wir einmal aufmerksam die Beipackzettel chemischer Medikamente und ihrer Nebenwirkungen studieren, fällt auf, dass die Atmung und das Blut am häufigsten betroffen sind und erst in der Folge davon meist lebenswichtige Organe wie Leber, Nieren, Gehirn oder Herz. Das ist auch leicht zu verstehen, denn eine mangelnde Sauerstoffaufnahme und Sauerstoffverwertung verändert das Blut. Kommt nicht mehr genügend Sauerstoff in die Zielorgane, entsteht durch die Unterversorgung ein so genannter „selektiver" Druck auf die Organzellen und beeinflusst deren Zellatmung. Wird schließlich die Zellatmung in den Mitochondrien durch permanente Erhöhung des Stickstoffgehalts unterminiert, wird als letzter Rettungsversuch des Organismus die Apoptose, der programmierte Zelltod ausge-

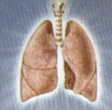

löst. Wenn auch das nicht mehr funktioniert, sind wir bei den Krankheiten angelangt, an denen wir uns buchstäblich „die Zähne ausbeißen", beim Krebs. So nimmt es auch nicht wunder, dass die Parasitose viele Vorläuferkrankheiten von Krebs liefert.

Aber wir sind in der Homöopathie gut ausgestattet, wenn wir ganzheitlich denken und handeln. Wir verfügen über Arzneien, die genau das heilen helfen, was ihr Urstoff an Leiden verursacht, und die sich in der Behandlung chronischer Atemwegserkrankungen bestens bewähren:

Tabelle 5 – Allopathische Arzneien in homöopathischer Form

Arznei	Abkürzung	Indikation	Miasma
Acetylsalicylicum acidum *Azetylsalizylsäure (Blutverdünnungs- und Schmerzmittel)*	Acetyls-ac	Kurzatmigkeit, Sauerstoffmangel, Erythropenie, Lymphopenie, Thrombopenie, Lungenblutung, Lungenödem, Bronchialasthma, allergisches Asthma, Bronchospasmus, Alveolitis	Syp/Karz
Caesium metallicum	Caes-met	Schleichende Atemschwächung und Zerstörung aller Blutparameter, Pneumonie in allen Graden, schleichende Entwicklung, Lungenfibrose	Syp
Chlorambucinum *Chlorambucin (Zytostaticum, hemmt Leukozytenbildung)*	Chloramb	Lungenfibrose mit Leukopenie und Thrombopenie	Syk ↓ Syp
Chlorpromazinum *Neurolepticum (Erregungshemmer)*	Chlorpr	Schleichende Atemschwäche, Sauerstoffunterversorgung, gravierende Blutbildungsstörung, Folge von Langzeitbehandlung mit diesem Neurolepticum, Lungenemphysem	Syp
Cortisonum *Schmerzmittel bei Rheuma und Asthma, bei Nebennereninsuffizienz, Antiallergikum, hemmt Enzymbildung*	Cortiso	Schleichende Atemschwäche, Sauerstoffmangel, Polyglobulie, allergisches Asthma, Bronchialasthma, Ödembildung	Syk ↓ Syp
Hippozaenium *Rotzbazillus-Nosode*	Hippoz	Hektischer Atem, Sauerstoffmangel, heftige Entzündungen der Atemwege, zu schnelle Blutgerinnung	Skrof ↓ Syp
Paracetamol *Analgetisches, antipyretisches Schmerzmittel*	Paracet	Schleichende Atemschwäche, Sauerstoffunterversorgung, Leukopenie, Thrombopenie, Folge von häufiger Einnahme dieses Schmerzmittels bei Asthma	

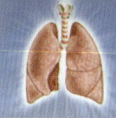

durch rhythmisches Sprechen poetischer Texte sanft herauszulösen. Letztlich sind Mantras im indotibetischen Kulturraum Heilungssprüche, die man nicht einfach nur zeilenweise spricht, sondern auf einen immer länger werdenden Ausatem spricht. Ich mache diesbezüglich allerdings meinen Patienten keine Vorschriften. Daher kommen Gedichte der klassischen Literatur genau so zum Tragen wie die humorvollen von Eugen Roth, Erich Kästner oder Heinz Erhardt. Der Patient muss eine positive Resonanz zu dem Inhalt des Gedichts aufbauen und es muss kurz sein, damit der Ehrgeiz geweckt werden kann, es auf einen einzigen Ausatem zu sprechen. Der Atem muss als Vehikel für ein höheres Ordnungsprinzip dienen und das finden wir in den Schönen Künsten, hier in der Poesie mit Sprachrhythmus (Versmaß) und positiver Botschaft.

Der nächste Schritt in der Lösung eines Todesangstkonflikts besteht darin, dass der ganze Körper in den Atemrhythmus des Gedichts gelangt. Im Hintergrund stehen die einfachen Versmaße wie zum Beispiel der Trochäus: – È – È – È (schwer, leicht). Der Patient spricht sein Gedicht also im Gehen, denn alle Versmaße sind den verschiedenen menschlichen Gangarten nachempfunden. Ist das Gedicht trochäisch metrisiert, wird der Patient beim Gehen und Sprechen feststellen, dass jeder Schritt eine Betonung erhält und die Gangart etwas Stampfendes bekommt. Das ist gut so, denn dahinter steht auch die Kraft der Tat, den Dingen ins Auge zu schauen, aufzustampfen und Nein zu sagen und viele Dinge mehr, die uns der Patient selbst erzählt. So kann jemand das auch in der Natur beim Spaziergang üben oder zu Hause – vielleicht zu Beginn noch mit Krücken – und erleben, wie sich etwas im Innern bewegt und den Körper mitreißt. Rhyth-

misches Atmen und Rezitieren hat etwas so zutiefst Heilsames, dass Behinderungen viel schneller überwunden oder verbessert werden als alle Gymnastik ohne Rhythmus. Die Patienten entfalten einen gesunden Ehrgeiz und heilen sich dabei selber Schritt für Schritt. Sie erobern wieder ihren Körper, der besser lernt als unser Gehirn, weil er nichts vergisst.

Wie lange diese Phase der Konfliktlösung währt, kann ich nicht voraussagen. Aber mit Sicherheit kann ich sagen, dass dieser ganzkörperliche Vorlauf den Menschen befähigt, das auszusprechen, was ihm/ihr so lange nicht möglich war. Nun gelangen wir in die Phase, in der die Patienten mit Todesangstkonflikt ausdrücken, aussprechen möchten, wie es ihnen im Moment der Stresssituation ergangen ist. Die einst zum Zwecke des nackten Überlebens notwendige (sykotische) Abspaltung der traumatisierenden Erfahrung kann nun angeschaut werden. Es beginnt die Phase, in der die Patienten auf verschiedene Art und Weise den abgespaltenen Seelenanteil oder das Kind, das sie einst waren, wieder zu sich hereinnehmen und sich mit ihm vereinen. Hier sind die Möglichkeiten der kreativen Psychotherapie (Decodieren) und Angewandten Kinesiologie ebenso hilfreich wie die systemische Familienaufstellung. Im Zentrum steht die Versöhnung mit sich selbst und den Beteiligten des einstigen Ereignisses. Als eines von vielen Beispielen möchte ich die Übung aus meinem Buch „Miasmatische Krebstherapie" anführen, die schon so oft Heilung bewirkt hat:

Stellen Sie sich in einen Raum, in dem Sie für 15 – 20 Minuten niemand stört.

Stellen Sie sich in diesem Raum zu einer Zeit nur einen Ihrer Angehörigen vor.

Beginnen Sie mit einer Person, z.B. mit Ihrem Vater.

Sagen Sie laut:

„Du bist mein Vater. Ich bin deine Tochter/dein Sohn.

Ich ehre dich als meinen Vater. Ich habe die Krebskrankheit für dich getragen / von dir übernommen. Ich trage sie ab jetzt nicht mehr. Ich gebe sie an das große Energiefeld der Natur zurück. Ich trage nur für mich selbst die Verantwortung.

Du gehst deinen Weg, ich gehe meinen Weg.

Ich gebe dir deinen gebührenden Platz hinter mir (Ahne) / an meiner Seite (Lebende/r)."

Der Krebspatient vollzieht dieses Ablösungsritual für jeden einzelnen Verwandten und ordnet sein systemisches Feld:

Den Vater rechts, die Mutter links zur Seite, wenn sie noch leben.

Die männlichen Ahnen stehen rechts hinter dem Patienten, die weiblichen Ahnen stehen links hinter ihm.

Nachdem mit allen gesprochen wurde, folgt die letzte Aufgabe, sich an die Kraft der Ahnen anzulehnen und die Kraft der rechts und links flankierenden Lebenden zu spüren. Dann ist die Sicht nach vorne frei und Ordnung in das Chaos der Übernahmen eingekehrt.

Merke: Die Ahnen, die hinter uns stehen, stärken uns. Die Ahnen, die vor uns stehen, schwächen uns. Die Lebenden flankieren uns.

Sonnenschmidt:
Miasmatische Krebstherapie

Für die Patienten habe ich dazu ein Bild gezeichnet, das ihnen die Anweisung und die Bedeutung der Übung leichter verständlich macht:

Während dieser entscheidenden Phase der Versöhnungsarbeit laufen die Atem- und Re-

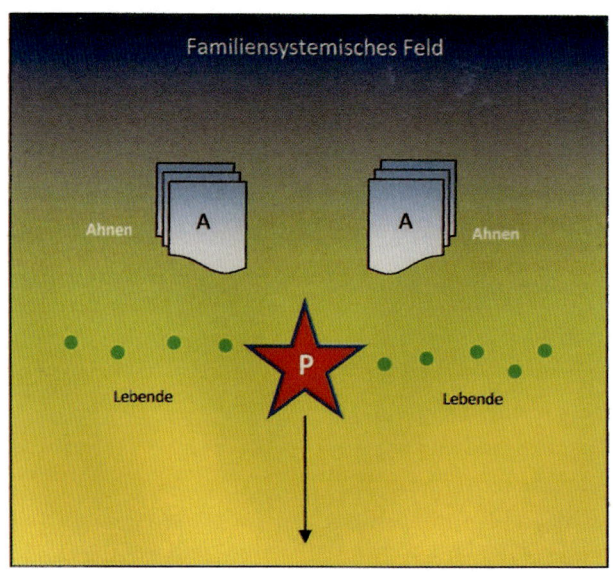

Abb. 18   Ordnung der Ahnen und Lebenden

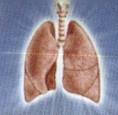
zitationsübungen selbstverständlich weiter, da man für die Versöhnung wahrhaftig einen langen Atem im Sinne von Geduld und Gelassenheit benötigt. Das laute Sprechen der oben genannten Versöhnungsworte hilft dem Patienten zudem, zu fühlen, was er/sie sagt, ob das stimmig ist und zu spüren, wie es ihm/ihr damit wirklich geht. Das Versöhnungsritual ist zeitlich gesehen kurz, was gerade bei Menschen mit Todesangstkonflikt hilfreich ist, um nicht gleich zu tief in das alte Trauma abzusteigen.

Mir ist lieber, die Patienten können selber die Häufigkeit und Intensität nach ihrer Tagesform dosieren. Seit vielen Jahren bekomme ich gerade von der Durchführung dieser Übung sehr viel positives Feedback, weil die Patienten ganz mit sich selbst beschäftigt sind, niemand zuhört und sie sich nicht vor einer Gruppe entäußern müssen. Erst nach dieser Heilungsphase möchten manchmal Patienten zu einer realen Familienaufstellung gehen, die dann noch mal eine andere Qualität hat und dreidimensional sichtbar und erfahrbar macht, worum es beim Todesangstkonflikt geht.

5.4.2 Pneumonie (Lungenentzündung) – Opferhaltung

Wie jede Entzündung gehört auch die des Lungenparenchyms (alveoläre Pneumonie) und die der Herdpneumonie (Übergang von Bronchiolen zu Alveolen) zur sekundären Sykose, ausgelöst durch infektiöse, allergische und chemische Ursachen. Die Leitsymptome Fieber, Schmerzen beim Atmen, Husten mit Auswurf erinnern zwar an das tuberkuline Miasma, aber die Lungenentzündung ist heutzutage sehr häufig die Folge langer allopathi-

scher Behandlungen, die das Immunsystem schwächen und ganz besonders die Tätigkeit der alveolaren Makrophagen (pulmonale Abwehrfunktion) und die Schleimhäute affizieren. Dadurch können Erreger über Atmung und Blut leichter ins Lungenparenchym und tief in die Alveolen eindringen und es bakteriell besiedeln, da weder genügend Flimmerhärchen, noch genügend Schleim die Atemwege frei halten können. Das gilt ganz besonders für vorgeschädigte Lungen mit Bronchiektasen oder Bronchialkarzinom. Man spricht dann und im Falle von zusätzlicher Linksherzinsuffizienz von einer Sekundär-Pneumonie. Solange der Patient fiebern kann, ist der Organismus noch regulationsfähig. Wie in Tabelle 2 zu sehen, gibt es in der Homöopathie genügend Arzneien, die an der Schwelle von der Syphilinie bzw. Karzinogenie zur Sykose und in der Sykose eine große Heilkraft entwickeln. Taucht eine Pneumonie akut auf, kann eine kurze allopathische Behandlung notwendig sein. Doch parallel dazu sollte eine ganzheitliche Behandlung angesetzt werden, die außer den Arzneien den Konflikt anschaut, der außer dem Todesangstkonflikt noch den der Opferhaltung beinhaltet.

Die Lungenentzündung oder Bronchopneumonie als Zeichen der pulmonalen Abwehrschwäche zeigt deutlich, dass jemand die Unterscheidung zwischen Selbst und Fremd nicht vollzogen hat und meint, Opfer der Lebensumstände zu sein. In der Krebstherapie ist dieser Weg leider am häufigsten zu beobachten: Krebsdiagnose → Operation, Chemotherapie, Bestrahlung → Lungenentzündung → Pleuraerguss → Tod. Eine primäre Lungenentzündung an einem vormals gesunden Organ kann durch eine akute Infektion, eine akute allergische

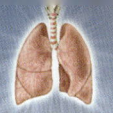

Reaktion oder auch durch eine Serie chemischer Medikamente entstehen, aber in diesem Falle haben wir es mit einer tuberkulinen Erkrankung zu tun, die zwar tendenziell syphilitische Züge annehmen kann, aber nicht muss. Darum kommt bei der primären Pneumonie durch *Phosphor* zusammen mit *Tuberculinum* oder *Bacillinum* als Nosode ein Heilungsprozess in Gang, nicht aber bei einer sekundären Pneumonie. Haben sich erst Herde in der Bronchopneumonie gebildet, muss man auf der syphilitischen bzw. karzinogenen Ebene mit Arzneien wie in Tabelle 2 aufgeführt, allen voran mit *Carcinosinum, Mercurius* oder *Arsenicum iodatum* die Therapie eröffnen. Sobald der Patient wieder Lebenskraft verspürt und er/sie aus dem akuten Zustand heraus ist, muss unbedingt erarbeitet werden, welcher Art die Opferrolle ist, was für wen getragen wird und ob jemand bereit ist, Eigenverantwortung zu übernehmen. Ich habe Patienten mit sekundärer Pneumonie erlebt, die lieber den Weg der Chemotherapie weitergingen, ohne an sie zu glauben und erst im Sterbeprozess die Freiheit erlangten, auf sich statt auf andere zu hören. Ich möchte das keinesfalls werten, denn niemand weiß, welcher Lebensweg jemandem bestimmt ist. Doch konnte ich auch – und das erfreulicherweise häufiger – miterleben, wie die sekundäre Pneumonie = Opferrolle im Zuge der Konfliktlösung wich und wir uns dem Todesangstkonflikt widmen konnten.

Für diese Lösungsphase des Konflikts der Lungenentzündung haben sich folgende Arzneien hoch bewährt:

Hepar sulfuris, Iodum, Lycopodium, Pulsatilla, Sanguinaria, Sulphur.

Sie können sozusagen als Akutmittel so lange verordnet werden, bis der Konflikt gelöst ist. Da dies meistens in der sykotischen Heilungsphase geschieht, gewinnen besonders Lycopodium und Pulsatilla an Bedeutung, sei es, die miasmatische Ebene der sekundären Sykose (Lyc) oder der primären Sykose (Puls) wird durch die Mittel ausgeheilt, sei es, der Patient ist konstitutionell in Resonanz mit einem der Arzneiwesen.

5.4.3 Lungenfibrose – „alte Narben"

Zur Kombination Todesangst – Opferrolle gehört auch die Lungenfibrose, allerdings noch mit einem anderen Schwerpunkt. Bei dieser Krankheit kommt es zu einem bindegewebigen Umbau des Lungengerüsts. Das heißt, es wird zusätzliches Bindegewebe herdförmig in das Lungenparenchym eingelagert, ein ähnlicher Prozess wie bei der Narbenbildung; deshalb spricht man auch von einer „Lungenvernarbung". Er beschreibt miasmatisch gesehen einen sykotischen Prozess, der aber syphilitische Züge annehmen kann, wenn die Alveolarstruktur zerstört wird. Das führt dann zu einer gravierenden Störung des Gasaustausches und zu einer Stauung im Lungenkreislauf (pulmonale Hypertonie). Die Ursache liegt in einer chronischen Alveolitis (Bronchiolitis, Entzündung der kleinen Bronchiolen). Die sykotischen Prozesse sind also schon tief in das Innere der Lungen und Bronchien gedrungen und enden gewissermaßen in einer Sackgasse, weil Zellvermehrung (Fibrose) und Entzündung (Abtöten von Mikroorganismen durch Hitze und Wasserentzug) keine weitere biologische Lösung ermöglichen. Deshalb kommt es zum Übergang von der tertiären Sykose zur Syphilinie, wobei der Austausch

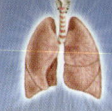

Kohlendioxid → Sauerstoff immer mangelhafter wird, da die Lungenbläschen zusammenfallen und ihre elastische Form verlieren.

Die Lungenfibrose ist einerseits der Endzustand einer destruktiven Lungenerkrankung wie Lungentuberkulose, Lungenkarzinom und Bronchialkarzinom. Andererseits ist sie das Resultat von eingeatmeten Schadstoffen. Die daraus erwachsenden Krankheiten – die bekanntesten sind Staublunge und Asbestose – beginnen harmlos mit Reizhusten, Atembeschwerden und chronischer Müdigkeit, aber wie beim Konflikt der Pneumonie wird etwas akzeptiert = eingeatmet, von dem man weiß, dass es schädlich ist. Wer noch die Zeit des aktiven Steinkohlenbergbaus im Ruhrgebiet miterlebt hat, weiß, wie lange Männer mit einer Silikose zwischen 20 % und 50 % allein mit Willenskraft ihre Arbeit ausführten. Nicht die Krankheit selbst wurde als „Mega-Stress" bezeichnet, sondern der Tag, an dem der Bergwerksarzt wieder die Lungen kontrollierte, wie weit die Silikose fortgeschritten war. Ab 40 % Befall riet der Arzt dringend, nicht mehr unter Tage zu arbeiten, sondern sich für eine Arbeit über Tage im Bergwerk zu melden. Das war für den Bergmann eine unvorstellbare Entwertung seiner beruflichen Identität.

An dem Tag, an dem mein Stiefvater nach Hause kam und berichtete, der Arzt habe sich nun nicht mehr bestechen lassen bei 47% Staublungenbefall und könne es nicht mehr verantworten, dass er weiter als Steiger unter Tage arbeite, war er ein gebrochener Mann. Jedes Prozent mehr an Silikose wurde wie ein Todesurteil empfunden. Indem die Bergleute nicht mehr täglich 14 – 16 Stunden (!) dem Ruß ausgesetzt waren, konnte sich die Silikose „verkapseln", wie es damals hieß. Es entstand

eine Lungenfibrose, eine physische Vernarbung. Narben sind zwar ein körperliches Heilungszeichen, aber was die Narben verursacht hat, sollte mit heilen und genau das geschah nicht und wird auch heute nicht bedacht. Lungenfibrose ist nur ein Krankheitsetikett. Damit kann man noch jahrelang leben, so wie auch die Bergleute mit Silikose oft über 60 Jahre alt wurden, oft mehr als 30 Jahre lang nach der Erstdiagnose. Niemand fragte, wie sie damit alt wurden. Die Narben der Arbeitsbedingungen und die vom Arbeitnehmer empfundene Entehrung durch die Diagnose heilten nicht aus. Mich interessierten die Lebensläufe der Bergleute und so kann ich sagen, dass nicht nur mein Stiefvater, sondern die meisten seiner Kollegen an Leukämie und schweren Herzproblemen, gekoppelt mit Erstickungsanfällen, starben.

Es ist müßig, hier Schuldzuweisungen zu suchen und zu fragen, warum Landschaftsgärtner, Bergleute, Friseure, Tunnelbauer, Fabrikarbeiter die Diagnose ihrer Lungenerkrankung als Entehrung empfinden und die Narbenthematik nicht von Diagnostikern erkannt und psychisch-mental behandelt wird. Wir modernen Therapeuten sollten die Zusammenhänge kennen, durchschauen und kreative Lösungen ersinnen.

Das Thema der alten Narben steht auch hinter der Sarkoidose (gutartige Lymphogranulomatose, Lungenfibrose), die gerne als Allgemeinerkrankung unbekannter Ursache bezeichnet wird. Das Etikett, für das man auch noch Wissenschaftlernamen wie Boeck, Schaumann und Besnier bemüht, sagt in der Tat gar nichts aus. Aber das, was der Organismus produziert, führt auf eine Fährte und damit zu einer möglichen Konfliktlösung und Behandlung. Die

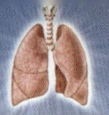

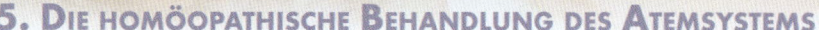

Sarkoidose „befällt" vor allem junge Frauen unter 40 Jahren. Wir sollten als erstes fragen, was das für eine Lebensphase ist. Nach dem 28. Lebensjahr, das eine erste Sinnfrage aufwirft und viele junge Menschen auf einen spirituellen Weg bringt, folgt 10 bis 12 Jahre später eine weitere Zäsur, vor allem bei Frauen. Partnerschaft, Kinder, Familienleben und Beruf sind irgendwie arrangiert worden. Da die weibliche Kraft in der Natur das vermehrende, nährende und schöpferische Prinzip darstellt, entsteht häufig durch die Logistik, „alles unter einen Hut zu bringen", ein Defizit des schöpferischen Selbstausdrucks. Erste Zeichen von „Torschlusspanik" tauchen auf, wenn ein Wunsch nach einem ersten oder einem weiteren Kind besteht. Auch die Frage nach erneutem Einstieg ins Berufsleben wird gestellt, weil die Kinder langsam unabhängiger werden. Oder es kommt die Frage nach einem Berufswechsel auf, gekennzeichnet von dem Wunsch, einer Berufung und nicht mehr dem „Brotberuf" zu folgen. Diese Lebensphase hat allerdings auch noch den tieferen Sinn, ehemalige Unterdrückungen körperlicher oder seelischer Art zu überprüfen, ob sie erledigt und verarbeitet wurden oder nicht. Es tauchen Beschwerden auf – erst keine, die im Netz klinischer Diagnosen hängen bleiben könnten, dann vielerlei kleine Beschwerden, darunter Reizhusten und unerklärbare Atemnot. Selbst die kleinen Granulome auf der Haut, die Neigung zu geschwollenen und verhärteten Lymphknoten am Hals, in der Achselhöhle oder Leiste gelten nicht als schwerwiegend. Zufallsbefunde im Röntgenbild weisen darauf hin, dass sich zu 90 % die Sarkoidose in der Lunge manifestiert, aber auch an Lymphknoten, Haut, auch inneren Organen wie Leber, Herz, Milz und Nieren, Augen, Gelenken, Verdauungsorga-

nen, Drüsen, ZNS und der Skelettmuskulatur. Dem Miasmatiker fügen sich diese Einzelsymptome und die Neigung, mal hier mal dort Granulome zu bilden, zu einem schlüssigen Mosaikbild, nämlich zu dem der Tuberkulinie, zumal die Granulome den Tuberkeln der Tuberkulose ähneln. In der homöopathischen Praxis müssen wir daher nicht warten, bis per Zufall oder infolge schwerer chronischer Erscheinungen eine Lungenfibrose bzw. Sarkoidose diagnostiziert wird. Wenn eine junge Frau Mitte, Ende Dreißig Atemprobleme hat, frustriert ist, müde und lustlos ihr „Pflichtleben" absolviert und keine Zukunft sieht, sollten wir hellhörig werden. Fragen wir genau nach, tauchen eine Menge „Altlasten", unerledigte Konflikte, alte Unterdrückungsmuster auf, die die schöpferische Energie binden und am Lebensnerv nagen. In die Naturheilpraxis kommen diese Patientinnen mit einer akuten Parasitose durch den Dauerkonsum von Kortison oder, je nach Manifestationsart der Sarkoidose, von Schmerzmitteln, Psychopharmaka oder Neuroleptika. Miasmatisch gesehen bedeutet das, dass alte Unterdrückungsmuster an die Oberfläche gestiegen sind und das höhere Selbst erinnert die Patientin daran, diese Muster zu erlösen und aufzuarbeiten, um freie Energie für die neue Lebensphase zu erlangen. Sie versteht den Wink des Schicksals nicht und kränkelt weiter, bis sie chronisch krank wird und sich richtig krank fühlt. Erst jetzt hat sie die Chance, in den großen Maschen allopathischer Diagnosen hängen zu bleiben und es ist verständlich aus schulmedizinischer Sicht, hier Erste Hilfe zu leisten mit allopathischen Medikamenten. Aber nun wird die sinnvolle Körper-Geistreaktion erneut niedergedrückt. Kortison ist das „Unterwerfungshormon". Wo könnte diese Eigenschaft deutlicher zum Aus-

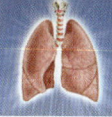

druck kommen als in dieser unseligen Verstrickung?! Die alten Narben sind noch nicht verheilt und neue kommen hinzu, das ist kurz gefasst das Wesen der Sarkoidose.

Da die Patientinnen noch jung sind, ist eine ganzheitliche Therapie oft erfolgreich, denn sie suchen ja eine Erklärung für ihre vormals so diffusen Körper-Geistzustände, wollen noch etwas im Leben verwirklichen und immer mehr Frauen wollen auch weg von der pharmazeutischen Dauersubstituierung. Deshalb setze ich hier die Atemübungen 1 – 9 an die erste Stelle, damit die typisch weibliche Gabe der Körperempfindung genutzt wird. Durch die Kortisonbehandlung geraten diese Patientinnen oft aus den Fugen durch Ödembildungen und sind übergewichtig. Dank der konsequenten Heilnahrung erleben sie eine Rückkehr zum Normalgewicht und sind willig zu entsäuern, zu entschlacken und eine Darmsanierung durchzuführen. Außer diesen oder auch noch anderen Heilungsimpulsen ist von großer Bedeutung, die alten Narben anzuschauen und die Konflikte Schritt für Schritt zu lösen. Die Angewandte Kinesiologie, Systemische Familienarbeit und alle Formen der kreativen Psychotherapie leisten hervorragende Dienste. Heilmethoden wie Fußreflexzonentherapie, Kraniosakraltherapie und viszerale Osteopathie habe ich als ausgezeichnete Impulse erlebt, um das Gefühl für Lebensrhythmus in den Patientinnen wieder zu erwecken.

Wenn wir in Tabelle 2 die Zeile mit „Lungenfibrose" konsultieren, sehen wir auch, welche Arzneien hier maßgebliche Heilungsimpulse setzen. Schauen wir diese Mittel in den Tabellen 3 – 5 nach, sehen wir, wo sie miasmatisch wirken und was ihr jeweiliger Urstoff im Or-

ganismus auslöst, das seine homöopathische Form heilt. Lungenfibrosen sind leider oft „hausgemacht" durch die zu lange Substituierung allopathischer Medikamente.

Die schwerste Form der Lungenfibrose ist die Mukoviszidose (zystische Fibrose), bei der eine Störung der Drüsenabsonderungen des Verdauungs- und Atmungssystems vorliegt. Entweder zeigt sie sich in einer starken Überproduktion (sykotisch) oder extremer Austrocknung der Sekrete (syphilitisch). Wenn bisher wenig über ganzheitliche Behandlungen mit miasmatischer Homöopathie vorzuweisen ist, liegt das nicht an der Wirksamkeit, sondern daran, dass sich schon die Kinder frühzeitig in der schulmedizinischen „Maschinerie" befinden und leider Ängste aus Unwissenheit die Homöopathie an den Pforten der Kliniken oder Heime abweisen. Die fatalistische Einstellung und Fixierung auf eine unheilbare Krankheit, weil nur Wissen und Erfahrung innerhalb der Labor- und Klinikmauern zählen, wird untermauert durch den Befund des angeborenen Gen-Defekts (auf dem langen Arm des Chromosom 7) und die Statistik früher und hoher Sterblichkeitsraten. Wir sehen, welche Macht Glaubenssätze und Intoleranz besitzen. Ich finde es tröstlich, dass im Zuge der Offenlegung, welche biologischen Konflikte und Lösungsprogramme hinter Körpersymptomen stehen, auch die Etikettierung von angeblich unheilbaren Krankheiten langfristig ihre zerstörerische Kraft einbüßen.

In der Neurobiologie steht die Muskoviszidose für die Wiederholung eines Erstickungs-Angstkonflikts, der erst im Mutterleib, dann bei der Geburt und danach im Leben des Kindes manifest wird. Dieses Kind ist familiensystemisch belastet. In der Familie schwelen un-

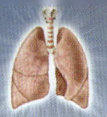

erledigte Konflikte, die mit Todesangst, Panik, Ersticken und vielerlei Traumata verknüpft sind. Sicher ist hier viel Arbeit angesagt, um diesen riesigen Berg voller Altlasten bei Kind, Eltern und Familie abzutragen. Hat man aber einmal die Kinder mit Mukoviszidose in den gigantischen Apparaturen gesehen, in denen sie täglich gedreht werden, abgefüllt mit Medikamenten, die keine Heilung, nur Linderung bringen, ist man überzeugt, dass die Natur auch für diese Kranken Heilungsmöglichkeiten und Lebensqualität bereithält. Im Räderwerk medizinischer Hilflosigkeit auf den Tod zu warten, halte ich nicht für zukunftsträchtig.

Als ich vor 12 Jahren in einer Klinik ein Seminar für Krankenhausseelsorger hielt, erfuhr ich, wie belastend die Erfahrung mit den Sterbenden für die Pfarrerinnen und Pfarrer ist. Am meisten litten sie in der Abteilung mit Muskoviszidose-Patienten, die trotz eines Riesenaufwands an Medikamenten und Gerätschaften in jungen Jahren starben. Niemand war dort glücklich, auch nicht die Ärzte und Pfleger. Die ausnehmend trostlose Atmosphäre hat mich tief berührt und doch auch wieder gelehrt, dass man Menschen mit ihren engen Weltbildern, intellektuellen Glaubenssätzen ihren Weg gehen lassen muss, bis sie aus eigenem Impuls heraus über den Tellerrand ihres Weltbildes schauen. Jeder Funke von Überzeugungsarbeit oder Missionseifer ist unnütz. Man braucht eine endlose Geduld und tiefe spirituelle Anbindung an die Weisheit der Natur, um mit anzusehen, wie Blindheit und Dogmatik Leiden verursachen und nicht heilen. Das gilt auch für die eigenen Reihen der Naturheilkunde, indem wir stets hinschauen, wo wir verbohrt und fixiert sind und alles besser zu wissen meinen als die Natur.

5.4.4 Bronchien – Revier-Angstkonflikt

Die Bronchien sind an destruktiven Lungenkrankheiten beteiligt und deshalb auch der Manifestationsort eines Todesangstkonflikts. Doch gibt es etliche chronische Bronchialkrankheiten wie Bronchialasthma oder Bronchopneumonie, hinter denen ein Revier-Angstkonflikt schwelt. Was ist darunter zu verstehen?

Ein Revier oder Lebenswirkungsfeld wird an seiner Grenze durch den Mann markiert und zugleich findet er dadurch seine Identität. Er sichert und schützt sowohl das private Revier mit Partnerin/Kindern/Familie, als auch das berufliche mit einer Arbeitsstelle und einer Berufsbezeichnung. Angst um das Revier bedeutet für den Mann, dass potenzielle Rivalen (Geschwister, Arbeitskollegen, Männerbeziehungen der Frau) auftauchen, dass er entweder eingeengt wird wie an einem überfüllten Arbeitsplatz (Fabrik), wo kaum Luft zum Atmen herrscht oder fortschreitende Vorschriften seinen Arbeitsplatz behelligen. Besonders schlimm ist der drohende Verlust des Reviers durch Rationalisierungsprogramme oder Entlassung.

Die weibliche Kraft, das vermehrende und nährende Prinzip, füllt ein Revier aus, gestaltet es und setzt ihre Kreativität dafür ein. Ein Revier-Angstkonflikt bedeutet für die Frau, sich Vorschriften unterordnen zu müssen, die sie entmündigen wie: Schwiegermutter mischt sich in die Kindererziehung ein, Familienmitglieder kritisieren den Lebensstil, die Ernährung oder die berufliche Tätigkeit der Frau. Sie kann in einer solchen bedrückenden Atmosphäre nicht atmen = sich entfalten und

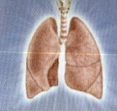

verwirklichen. Es entsteht eine Angst um die zum Revier Gehörenden und um die eigene Atemluft zum Leben. Das kann man ruhig wörtlich nehmen!

Es häufen sich Atemwegserkrankungen, Infektanfälligkeit, Immunschwäche und vor allem Atemnot. Jedes Jahr eine langwierige Bronchitis, dauernden Husten, Sinusitis, Laryngitis, Pharyngitis oder Rhinitis zu erleiden, ist nicht mehr als Immuntraining zu bewerten, sie werden chronisch, weil dahinter ein ungelöster Konflikt aktiv ist.

Der biologische Heilungsversuch kann sich in Gewebedefekten an der Bronchialschleimhaut oder an den Bronchialmuskeln äußern, die parallel zur Konfliktaktivität rezidivieren und zu Entzündungen führen. Die nächstmögliche biologische Lösung des Organismus sind Bronchiektasen, Ausbuchtungen der Bronchien, wenn die Entzündungen länger bestehen. Die Sinnhaftigkeit der beschriebenen körperlichen Aktivitäten können wir erst begreifen, wenn wir sie unter miasmatischen Gesichtspunkten sehen.

Die Konfliktaktivität der Revier-Angst entsteht durch das Gegenspiel der Kräfte – hier das Bemühen des Körpers zu kompensieren, dort das ungelöste Problem des Patienten. Das ist typisch für die Heilungsphase der sekundären Sykose (Schwellung, Dilatation, Entzündung, zähe Sekrete). Der Patient mit dem klinischen Befund der Bronchiektasen „fällt aus allen Wolken" auf den Boden der Tatsachen, dass es hinter diesem Lösungsversuch des Körperorgans einen Sinn gibt, der ihn/sie direkt angeht. Ist einmal geklärt, worin die Revier-Angst besteht, was allein schon so viele Patienten erleichtert, weil sich endlich

eine Möglichkeit der (Er-)Lösung abzeichnet, kann auch die intelligente, das heißt bewusste Konfliktlösung beginnen. Die besteht darin, sich nicht mehr als Opfer der Umstände zu betrachten und nicht mehr ungeschützt die schädlichen Stoffe einzuatmen bzw. einfach alles zu schlucken. Sei es, der/die Betroffene spricht mit den Vorgesetzten, sei es, man findet eine kreative Lösung am Arbeitsplatz. Das Ziel ist, nicht bedingungslos schädliche Einflüsse zu akzeptieren. Wenn der Patient mit sich und seinem Umfeld in Versöhnung gekommen ist, findet er oder sie immer die passenden Worte, um auszudrücken, wie es ihr oder ihm mit den Bedingungen geht. Man kann nicht immer den Arbeitsplatz wechseln und die Einatmung von Staub, Spray, Ausdünstungen usw. vermeiden. Aber man kann einen Ausgleich schaffen, indem außerhalb der Arbeitszeit Atemübungen und Bewegung an frischer Luft wahrgenommen werden. Die Angst, das Revier = Lebensfeld/Arbeitsplatz zu verlieren, macht klein und chronisch krank. Wandelt sich die Angst in Eigenverantwortung und Selbst-Bewusstsein, erwacht innere Mächtigkeit, und aus dieser Kraft heraus lassen sich auch für schlechte äußere Bedingungen sinnvolle, intelligente Lösungen finden.

Was macht nun der Organismus, wenn der Patient in der Sykose seine Konflikte löst – immer eingedenk der Tatsache, dass er physisch-psychische Unterstützung erfährt? Er versucht das Unbrauchbare, Degenerierte loszuwerden. Dazu braucht der Körper mehr Wasser (Sykose) und die Fähigkeit zu husten. Rückbildung und Abbau der Bronchiektasen bringt die zähen Ablagerungen in Bewegung, die durchaus nicht monatelang mit quälendem Husten aus den Bronchien befördert werden müssen, wie

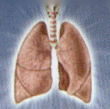 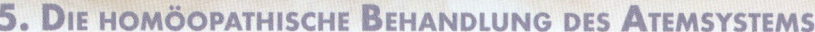

es in der neurobiologischen Sichtweise heißt. In der ganzheitlichen Behandlung taucht zwar auch in der Lösungsphase ein Husten auf, aber durch den Einsatz bewährter homöopathischer Arzneien wie Beryllium, Bryonia oder Phellandrium (siehe Tabelle 2 und 3) hält sich das im Rahmen. Zudem lehrt die Erfahrung: Wenn die Patienten über die weise Körperreaktion aufgeklärt werden, können sie ganz anders mit Symptomen umgehen. Das heißt für uns Therapeuten im Klartext auch, dass die typischen „maulvollen Expektorationen" am Morgen die biologische Lösungsphase des Organismus anzeigen und wir dringend ein ganzheitliches Behandlungskonzept benötigen, um die Konfliktlösung physisch-psychisch-mental voranzubringen, damit weniger Schleim gebildet und der alte leichter abgeführt wird. Wir wissen ja, wie der Patient aussieht: blass, zyanotisch, hektisch atmend. Das sollte uns auf die richtige Fährte setzen: Sauerstoffversorgung durch Atemübungen 1 – 9, Arbeit am Revier-Angstkonflikt, Heilnahrung, naturheilkundliche Maßnahmen, Darmsanierung und (miasmatische) Homöopathie. Welche anderen Heilmaßnahmen auch integriert werden, wir müssen den Konflikt verstehen und die Kompensationssymptome der Atemorgane.

Besteht der Zustand der Bronchiektasen schon lange und geht mit rezidivierender Bronchitis einher, bilden sich in der Lösungsphase des Revier-Angstkonflikts Atelektasen. Das sind nicht belüftete bzw. luftleere Lungenabschnitte. Dort fallen die Alveolen zusammen und deren Wände kleben förmlich aneinander. Die Ursache ist in der Regel die Rückbildung der Bronchiektasien, bei der es zur Verlegung eines Bronchus kommen kann, weil ein Pfropfen mit zähem Schleim im Wege liegt. Die Atelektase ist somit ein weiteres Symptom, dass ein

Lösungsprozess im Gange ist und wir ganzheitlich den Organismus unterstützen sollten, damit die Lungenabschnitte wieder belüftet werden und der Schleim problemlos abgehustet werden kann.

In der miasmatischen Behandlung erkennen wir in diesen Vorgängen die biologische Konfliktlösung, die natürlich noch keine Heilung ist. Es ist jedoch schon von unschätzbarem Vorteil, nicht gleich hysterisch auf solche Befunde in der sykotischen Heilungsphase zu reagieren, sondern lieber augenblicklich kreativ zu werden, wie die sykotische Überproduktion durch Unterstützungen des Organismus gestoppt und abgebaut werden kann. Das bedeutet wiederum: intelligente Konfliktlösung, Aufarbeiten des hinter der Erstickungsangst Schwelenden, Entlastung des Körpers und Fördern eines gesunden Atemrhythmus.

5.4.5 Asthma – Erstickungsangst

Wir kommen zum Thema hinter dem Asthma.

Die Behandlung von Asthma ist einer der zufriedenstellendsten Aspekte der homöopathischen Praxis. Die meisten Asthmaanfälle reagieren rasch auf das korrekte Konstitutionsmittel… In den vergangenen Jahren haben asthmatische Erkrankungen zugenommen. Uns begegnen oft Fälle von Kindern, die bei jeder „Brusterkältung" oder frühen Bronchitis aggressiv mit Antibiotika behandelt worden sind. Häufig sind solche Fälle in ein chronisches Asthma abgerutscht, das durch die allopathische Behandlung rezidivierender Brustinfektionen verstärkt wird… Darüber hinaus hat sich die allopathische Praxis in den letzten Jahren

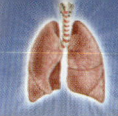

*auf eine aggressivere und frühere Thera-
pie mit Medikamenten mit stärker unter-
drückender Wirkung verlagert – besonders die systemischen Kortikosteroide,
die inhaliert werden. Das Problem wird
durch die neuere Erkenntnis verstärkt,
dass Broncholytika gefährliche Arrhyth-
mien auslösen können. Daher ist die homöopathische Behandlung von Asthma
schwieriger geworden.*

Roger Morrison,
Handbuch der Pathologie zur Homöopathischen Differentialdiagnose

Der amerikanische Arzt Dr. Roger Morrison
nimmt wie viele berühmte Homöopathen
leicht fatalistische Züge an, indem er sagt, die
homöopathischen Arzneien hätten immer
größere Mühe, die Wirkung der allopathischen zu überwinden oder die homöopathischen Arzneien könnten allenfalls die allopathische Therapie begleiten. Ist das wirklich
so? Haben wir nicht jahrelang die Worte im
Munde geführt, dass „die höhere Schwingung
heilt"? Wenn wir chronische Krankheiten der
Parasitose nur konstitutionell angehen und
nur homöopathisch, mag das stimmen. In der
miasmatischen Behandlung, die in ein ganzheitliches Konzept eingebettet ist, erleben wir
Heilungserfolge bei Patienten, die sozusagen
„randvoll" mit Zytostatika und allen möglichen „Antis" verseucht sind. Der Erfolg liegt
eben in der Summe all dessen, was ökonomisch für die grundlegenden Körperfunktionen, für die Konfliktlösung und die Bewusstwerdung in die Waagschale gelegt wird. Das
gilt auch für das Asthma.

In der Homöopathie hinterfragen wir das
Asthma kritisch, da es als Folge unterdrücken-
der Maßnahmen auftaucht.

Grundsätzliche Ursachen:
*Asthma kann aufgrund von durchge-
machten Geschlechtskrankheiten, unterdrückten Hautausschlägen oder unterdrückten Absonderungen entstehen;
krankhafte Folgezustände nach Impfungen oder nach Einnahme anderer
Medikamente sind direkte Ursachen für
Asthma.*

Agrawal,
Homöopathie bei Asthma

Wie auch immer die Ätiologie von Asthma
aussieht, ob durch Vererbung, Allergien oder
Unterdrückungen natürlicher Körperventile
bedingt, es führt zu einem Ausnahmezustand.

Da ist zunächst die Erstickungsangst, die sowohl durch einen akuten oder erstmaligen
Anfall ausgelöst werden kann als auch durch
ein Geburtstrauma. Die üblichen Geburtsbe-
gleitungen bergen genügend traumatisches
Potenzial, weil alles angewendet wird, um die
Geburt zu erleichtern. Aber es fehlt etwas ganz
Einfaches: die Begleitung der Geburt durch
hörbaren Rhythmus, in den sich die Frau mit
dem ganzen Körper eingeben und mitschwingen kann. Die Atemübungen in der Schwan-
gerschaftsgymnastik richten sich meistens auf
den Akt der Austreibung des Kindes, um hier
eine lockere Bauchmuskulatur zu bewahren.
Das ist sicher richtig, aber eben nur <u>ein</u> Aspekt. Dazu ein Beispiel, wie es ganz anders
sein könnte:

Einst arbeitete ich als Forscherin in der Heb-
ammenkaste in verschiedenen Dörfern im
Umkreis von zirka 200 km um Benares (Nordindien). Ich studierte die Heilgesänge der Heb-
ammen und hatte die Ehre, sie tonlich aufzu-
zeichnen und Geburten zu erleben, die mich

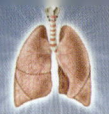

schon damals als junge Studentin in meiner Begeisterung für Lebensrhythmen bestärkten: Die indische Dorfhebamme nimmt mit ihrer großen, tief gestimmten Trommel zunächst intuitiv den meist erhöhten Atemrhythmus von Mutter und Kind auf, verwandelt ihn in einen angenehmen Trommelrhythmus und verlangsamt ihn fast unmerklich zu einem für dortige Menschen normalen Pulsschlag von 50 Schlägen pro Minute. Dann stimmt die Hebamme rhythmisch prägnante Gesundheitslieder an. Sie kann alleine singen oder Vorsängerin einer Frauengruppe sein, die den Refrain übernimmt. Die Gebärende entspannt sich nicht nur, sondern sie schwingt mit. Das Kind kommt stoßweise in dem Rhythmus der Musik aus dem Uterus heraus. Die Gebärende hockt über einem weichen Lager aus Naturalien, die das Dorf zu bieten hat: Baumwollflocken, Federn, Heu – und die Hebamme greift nicht in den Geburtsprozess ein. Wenn das Kind auf das Lager geglitten ist, legt sich die Mutter dazu. Weder wird das Baby an den Füßen hochgezerrt, noch durch Schläge auf den Po zum Atmen angeregt. Das Kind wird der Mutter auf den Bauch gelegt, es spuckt mögliche Schleimstoffe von selber aus. Dabei verjüngt sich eine Stelle an der Nabelschnur. An dieser Stelle durchtrennt nun die Hebamme die physische Verbindung Mutter – Kind. Danach geschieht das Unglaubliche: Während die Hebamme und andere Frauen weiterhin Lieder singen und jemand andere Trommelrhythmen spielt, massiert die Hebamme das Neugeborene herzhaft mit Senföl. Das allein schon fand ich unvorstellbar und erweckte in mir die Befürchtung, sie würde dem Kind die Arme und Beine ausreißen. Aber zu erleben, wie das Neugeborene dabei vor Lust grunzt, stöhnt, sich reckt und streckt, ergriff mich wie

kaum etwas in meinem Leben. Das war das Schlüsselerlebnis, das mir noch zu der damals schon gepflegten Atemkunst des Prāṇāyāma fehlte und mir die Tragweite, was Lebensrhythmus eigentlich bedeutet, eröffnete.

Wir können sicher nicht mehr zu den Analphabeten indischer Hebammenkasten zurückkehren, sondern müssen die Botschaft der Stammesfrauen begreifen und in unserer Zeit, unserm Leben auf moderne Weise verwirklichen. Harry van der Zee hat durch sein Buch „Die Geburt, eine Reise durch die Miasmen" aufgezeigt, wie weit verbreitet bei uns westlichen Menschen Geburtstraumata sind und wie oft sie ein Miasma wecken. Die Lösungen der Natur sind immer einfach und heiter, so auch hier. Daher empfehle ich KollegInnen, die Traumaarbeit leisten, langsame rhythmische Trommelmusik auszusuchen und in ihre Therapieweise zu integrieren, um die Patienten noch einmal das Leben mit Lebensrhythmus „beginnen" zu lassen. Das gilt auch für Kinesiologen, die mittels der Altersrückführung zur Geburt gelangen. Was das Trauma an der Schwelle des Lebens ausmacht, ist das Fehlen von Rhythmen, die schließlich den Körper und das Universum bestimmen. Wenn wir sagen: alles schwingt, stelle man die Frage, *wie* etwas schwingt, ungeordnet-chaotisch als Krach und Geräusch oder geordnet in harmonikalen Proportionen als Musik? Mutter und Kind sind neun Monate im schwingenden Gleichklang. Warum sollte diese Konsonanz beim Betreten dieser Welt nicht mehr gelten? Sicher ändert sich der Rhythmus im Ablösungsprozess Mutter – Kind, doch das Neugeborene muss in die neue Welt der Lebensrhythmen erst sanft eingeführt werden. Es muss buchstäblich seinen Atemrhythmus

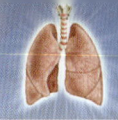

finden, einatmen und dann ausatmen, dieses als wiederholbaren Prozess erleben und dann zu schwingen beginnen. Man sage nicht einfach, das sei bei uns modernen Frauen, in der modernen Gynäkologie und im Kreißsaal nicht möglich. Es ist unser Bewusstsein, das die Dinge so erschafft, wie sie sind. Ändert sich das Bewusstsein, ändert sich die Welt draußen.

Das mag genügen, um den Erstickungskonflikt bei Asthma zu verstehen, wenn es ein Geburtstrauma gab – was leider sehr häufig der Fall ist.

Im Falle von chronischem Asthma kommt es als biologische Strategie des Körpers zu einem vermehrten Wachstum der Becherzellen, zu einer übermäßigen Schleimbildung oder auch, bedingt durch die Zerstörung sämtlicher Becherzellen, zu keiner Schleimbildung mehr. Die daraus resultierende Austrocknung der Schleimhäute führt zur Entzündung und syphilitischer Destruktion der Schleimhäute. Hier spielt es keine Rolle, ob jemand Raucher ist oder nicht. Zuerst muss herausgefunden werden, welcher Art die Erstickungsangst ist.

Bei den verschieden schweren Graden von Bronchialasthma ist es nötig zu hinterfragen, unter welchen Arbeitsbedingungen jemand gearbeitet hat oder noch arbeitet. Hinter den Bronchien steht generell das Thema der Revier-Angst. Das kann den Arbeitsplatz, das Haus, in dem die eigene Familie lebt oder das Auto als Arbeitsgrundlage betreffen. Werden zum Beispiel giftige Dämpfe, Sprays, Fasern, Mehlstaub, Rußpartikel usw. eingeatmet, ohne dass sich jemand dagegen wehrt, steht dahinter die Angst, den Arbeitsplatz zu verlieren oder die Familie nicht mehr ernähren zu können. Das permanente Einatmen der

Schadstoffe verursacht Infiltrationen (Knötchenbildungen) in der Lunge. Der biologische Heilungs*versuch* des Organismus kann darin bestehen, dass außer den Erstickungsängsten tuberkuloseähnliche Prozesse in der Lunge auftauchen: Bei Anwesenheit von Mykobakterien verkäsen die kleinen Knötchen und kleine Kavernen wie bei der Lungentuberkulose entstehen, damit der Organismus nicht unter dem durch die schleichende Vergiftung ausgelösten Eiweißverlust leidet. Sind keine Mykobakterien vorhanden, weil der Patient zum Beispiel oft geimpft worden ist, entstehen Einkapslungen dieser so genannten „Rundherde" und im Zuge der psychotherapeutischen Konfliktlösung und ganzheitlichen Behandlung kann die Umwandlung in benignes Bindegewebe geschehen. Das mag sich bei klinischen Untersuchungen als Schatten oder Narben zeigen.

Beim allergischen Asthma haben wir es noch mit einem differenzierten Aspekt der Erstickungsangst zu tun, mit dem Phänomen des inneren Widersachers: Eine Allergie (nicht etwa eine Lebensmittelunverträglichkeit, die durch metabolische Störungen verursacht werden kann) ist das Alibi, nicht leben zu müssen. Wir erleben heute ein Heer von Menschen, die auf alles, was das Leben ausmacht, allergisch sind: auf Licht, Luft, Sonne, Wasser, Nahrung, Partner, Mitmenschen usw. Wenn sie diese Lebens-Mittel im weitesten Sinne auf sich wirken lassen, ringen sie durch Atemnot mit Schwellungen aller Art und heftigen Hautreaktionen um Luft. Das ist das natürliche Bedürfnis leben zu wollen. Dem steht aber ein innerer Widersacher, ein Ausdruck des Egobewusstseins gegenüber, der nicht leben will. Das allergische Asthma lebt und „gedeiht" in diesem Widerstreit und wir

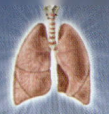

im Außen tun auch alles, um diesen Konflikt zu nähren. Der Patient wird von allem ferngehalten, was das Asthma auslösen könnte, was sicher zu Beginn der Therapie sinnvoll ist. Der Asthmatiker wird durch die Verbote immer weiter eingeschränkt und opfert dabei genau das, was er eigentlich haben möchte: Freiheit zu atmen und zu leben. Die Aufmerksamkeit ist auf die Allergie auslösenden Stoffe fixiert.

In der ganzheitlichen Behandlung solcher Patienten hat sich das gleiche bewährt, was ich auch im Falle des Todesangstkonfliktes befolge: weg von der Fixierung auf das Krankheitsetikett und auf das Krankheitsbewusstsein. Das bedeutet in der Praxis, die besagten Atemübungen, die Rezitation, das allmähliche Einkreisen des Themas, um das es wirklich bei der Erstickungsangst geht und dort zu landen, wo unterbewusst in den Frühtagen des Kindseins der Keim zur Abweisung des Lebens gelegt wurde. Aus diesem Keim erwuchs „keine Lust auf Leben" und Undankbarkeit dem Leben und der Nahrung gegenüber. Dabei handelt es sich nicht um eine oberflächliche Undankbarkeit, wie sie jeder Mensch schon mal erlebt, sondern um Aggression, Trotz und Widerstand, die in einer realen frühkindlichen Lebensphase erlebt wurden, aber verständlicherweise nicht die Kraft hatten, die Situation zum eigenen Wohl zu verändern.

Im Heilungsprozess ist außer den bereits erwähnten Übungen 1 – 9 und der Versöhnungsübung ein Dankesritual notwendig. Der Dank gilt der Speise, die der Patient zu sich nimmt. Das ist deshalb so wichtig, weil bei Allergikern auch die Nahrung, die (noch) erlaubt ist, bewusst oder unterbewusst von negativen Gedanken und Zweifeln besetzt ist, ob sie nicht möglicherweise schädlich sei. Lebensmittel,

Mittel um zu leben sind keine Selbstverständlichkeit, denn es gibt genügend Hungernde auf dieser Welt. Wir westlichen Menschen haben uns durch Fleiß, Fantasie und Disziplin einen hervorragenden Lebensstandard erschaffen, der uns sogar eine große Auswahl an Lebensmitteln beschert. Das sollte gewürdigt werden. Der Überfluss birgt die Gefahr, undankbar mit Erde, Wasser und Luft umzugehen und die Nahrung als notwendiges Übel abzutun. Eine solche Einstellung kann sich nur dort entwickeln, wo alles überreichlich vorhanden ist und Hungersnot unbekannt ist.

Das kleine Ritual besteht darin, vor dem Essen innezuhalten, den Atem strömen zu lassen und die Dankesworte zu denken oder zu sagen:

Danke für die Speise, die mir Kraft gibt.

Dank den Geschöpfen – Pflanzen und Tieren – die mir als Mensch zur Nahrung dienen.

Dank dem, der die Speise zubereitet hat.

Hat der Patient sich selbst die Mahlzeit zubereitet, sollte er/sie sich selbst für die Zubereitung danken.

Je weniger wir als selbstverständlich hinnehmen und dadurch unser Ego-Bewusstsein mästen, umso achtsamer gehen wir mit Nahrung, mit Pflanzen, Tieren und Mitmenschen um.

5.4.6 Pleuraerguss – Frontalangriff

Bei Lungen- und Bronchienthemen kann es zu einem „Wasserkonflikt" in der sykotischen Heilungsphase kommen, der sich in einem Aszites, Hydrothorax oder Pleuraerguss äußert.

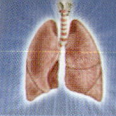

Beim Pleuraerguss steigt die Flüssigkeitsmenge im Gleitspalt zwischen Lunge und Rippenfell. Das Exsudat ist eine entzündliche proteinreiche Ausschwitzung aus den Blutgefäßen. Es kann aber auch ein Flüssigkeitserguss in eine Körperhöhle oder in den Zwischenzellraum (Interstitium) stattfinden, ausgelöst durch eine Stauung und überdurchschnittliche Permeabilität der Lungenkapillaren – ähnlich wie beim Aszites. Man spricht in diesem Fall von einem Transsudat. Wie auch immer, uns interessiert wegen der ganzheitlichen Sichtweise von Symptomen, warum sich plötzlich das Wasserelement der Sykose bei einer Pneumonie, Tuberkulose oder einem psychischen Frontalangriff auf den Patienten so in den Vordergrund spielt. Kleinere Ergüsse werden oft gar nicht bemerkt, wenn der Patient in der Lösungsphase seines Konfliktes ist. Steigt die Flüssigkeitsmenge jedoch drastisch an, kommt es zu hochgradigen Atembeschwerden auch in der Ruhelage.

Damit der biologische Sinn des Pleuraergusses deutlich wird, schauen wir zuerst den heftigen Konflikt an. Er tauchte schon im Zusammenhang mit dem Todesangstkonflikt auf, wenn eine prognostische Drohung „Sie haben nur noch zwei Monate zu leben" oder eine vernichtende Diagnose „Sie haben eine unheilbare Krankheit: Krebs" frontal auf den Solarplexus (Emotionalzentrum in der Bauchmitte) des Patienten trifft. Auch eine reale Stoß- oder Stichverletzung und die Androhung von Schlägen oder Folter wird als Attacke gegen den Brustinnenraum vom Körper aufgefasst.

Die biologische Reaktion im Körper ist erst einmal, einen Schutzwall durch Zellvermehrung zu erschaffen, hier in Gestalt von ein bis mehreren Herden, die man als „Mesothelio-me", das sind karzinogene Zellvermehrungen im Pleuragewebe bezeichnet. Beginnt sofort nach dem vom Patienten als Frontalangriff empfundenen Stress die Bearbeitung des Konflikts, verflüssigen sich die Mesotheliome ganz von selbst und es kommt entweder gar nicht erst zu einem Pleuraerguss oder zu kleinen, unbemerkten Ergüssen. Doch häufig ist der Patient für eine Weile wie gelähmt und versucht, sich mit dem Stress zu arrangieren und Gründe zu suchen, warum sich eine Autorität so ausdrückt, oder gleitet sofort in die Opferrolle, weil ja so viele Menschen an Krebs sterben, in der eigenen Familie Krebs vorkommt usw. In dieser Zeit können sich die sykotischen Wucherungen im Rippenfell entzünden, was eine Austrocknung heraufbeschwört. Deshalb produziert der Organismus mehr Flüssigkeit, um eine Verklebung der Lungenwand mit der Pleura zu verhindern. Ein Pleuraerguss entsteht und kann nun diagnostiziert werden, da große Atemnot besteht. Aber:

Jede Punktion des Pleura-Ergusses kann den Konflikt aktivieren und den Erguss kurzfristig verringern. Nach neuerlicher Konflikt-Lösung – neuerliche Ergussbildung!!!

Peter Kern, Der Biokonflikt

Ich füge hinzu: Jede Punktion weckt das Miasma, beim Pleuraerguss ist es das syphilitische oder karzinogene Miasma, das die Wucherung der Mesotheliome buchstäblich anfeuert. Gegen die immer bedrohlichere Austrocknung produziert der Körper immer mehr Exsudat oder Transsudat und jede Punktion heizt den Teufelskreis weiter an. Da die Patienten meistens in der Klinik liegen, ist es auch hier wie bei der Mukoviszidose schwer, Verständnis für

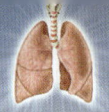

eine Akutbehandlung mit Homöopathie beim Personal zu finden. Ich habe erst ein einziges Mal erleben dürfen, wie sich der Pleuraerguss kontinuierlich im Krankenhaus auflöste dank der Arzneien, die das Wasserelement wieder ausgleichen und die Flüssigkeitsresorption anregen wie *Abrotanum, Apis, Cantharis* und *Phaseolus*. Allerdings geschah dies nicht hinter dem Rücken der Ärzte, sondern mit ihrem Einverständnis und unter Mithilfe der Eltern der Patientin, die das Konfliktthema erfolgreich bearbeiteten: den Frontalangriff, den die junge Patientin in der Onkologie einer anderen Klinik erlebte, als man ihr sagte, sie hätte keine nennenswerte Lebenserwartung mehr und sie solle sich noch eine schöne Zeit machen. Man glaubt nicht, welche negative Macht unbedacht ausgedrückte Worte auf einen Menschen ausüben. Hatte die Patientin vorher – homöopathisch gesehen eine Sepia-Persönlichkeit, die immer schon knotige Brüste vor der Menstruation hatte – nur einen kleinen beweglichen Knoten in der Brust, begann nach der „Verdachtsdiagnose" eines malignen Brusttumors der eigentliche Leidensweg. Die Patientin war stigmatisiert und programmiert auf Krebs = tödlich = ich muss bald sterben, baute schnell körperlich ab und kam in einem desolaten kachektischen Zustand zu mir. Wie immer in solchen Momenten gibt es auch glückliche Fügungen, die zusammen mit einer ganzheitlichen Behandlung Heilung bewirken. Sie bekam einen Pleuraerguss, wurde aber in eine andere von mir ausgesuchte Klinik überwiesen, wo man auf meinen Wunsch einging, zunächst nicht zu punktieren, da noch nicht 200ml Flüssigkeit angesammelt war. Zweifellos ein Glücksfall, dass alles früh genug eingeleitet werden konnte: Atemübungen im Liegen, Konfliktlösung und homöopathische Betreuung.

Wenn auch nur ein Patient mit einer ganzheitlichen Behandlung gerettet werden kann, lohnt es sich, über diese Behandlungen nachzudenken, und lohnt es sich nicht, Statistiken zu bemühen, wie oft Krebskranke an Pleuraerguss sterben. Warum wohl? Das müssen die Verantwortlichen eines Tages vor sich selbst verantworten. In diesem Fall waren es aufgeschlossene Ärzte, die durch ihre Toleranz mithalfen, dass die Patientin vom Pleuraerguss geheilt werden konnte und schließlich auch nach Verarbeitung des Traumas vollständig ohne Operation genas. Mit einem kleinen Knoten in der Brust kann man alt werden, mit einem Todesangstkonflikt und Frontalangriff auf den Brustraum nicht.

5.5 Die oberen Luftwege, ihre Konflikte und Lösungen

Wir haben uns bei den Atemorganen aus der Tiefe von Lungen und Bronchien nach oben zu den oberen Atemorganen emporgearbeitet. Nase, Rachen, Kehlkopf und Luftröhre wollen wir in diesem Buch nicht hinsichtlich akuter Erkrankungen betrachten, denn dazu gibt es viele gute und nützliche Publikationen, die bis in jede Einzelheit und Modalität eine Mittelwahl ermöglichen. Mein Anliegen ist die Thematik hinter chronischen Erkrankungen der oberen Luftwege, wobei manche berufsbezogene Krankheiten besondere Beachtung verdienen.

5.5.1 Nasenschleimhaut – Stinke-Konflikt

Der einfache Schnupfen (Rhinitis) ist eine Seltenheit geworden. Offensichtlich haben wir modernen High-Tech-Digital-Menschen so oft durch Überforderung „die Nase voll", dass daraus eine chronische Geschichte wer-

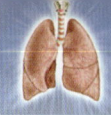

den muss. Kaum jemand hat die Nase frei für eine unhörbare Atmung. Dauernde Übersäuerung und Verschleimung sorgt schon am Eingang des Atemtrakts für Probleme. Durch Stress entsteht ein Gefühl der Enge. Alles wird einem zu eng, die Beziehung, die Kinder, die Mitmenschen, alles und jedes scheint einen zu bedrängen. Das ist das geeignete Milieu für den so genannten „Stinke-Konflikt": jemanden nicht riechen zu können oder zu spüren, dass einem „eine Sache stinkt". Je stärker die Ablehnung gegen jemanden oder eine Sache wird, umso schneller stellt sich eine allergische Rhinitis = Heuschnupfen ein. Wenn es einem Menschen um sich herum zu eng wird, gibt es zwei Möglichkeiten: Der eine Weg führt in die Egomanie, der andere in die geistige Freiheit. Das Problem, dass Menschen aggressiv und egoman werden, wenn sie zu nahe beieinander sind, ist in allen klösterlichen Bewusstseinsschulungen in Ost und West bekannt. In Asien löste man die Problematik, wenn sich Mönche „nicht mehr riechen konnten" und auffällig oft verschnupft waren, auf kreative Weise, indem zweimal pro Jahr besondere Atemübungen ausgeführt wurden, um das eigene Energiefeld wieder auszudehnen. Diese Übungen dienten mir als Vorbild für eine meiner wichtigsten Abgrenzungsübungen:

Den inneren Raum weiten und sich abgrenzen

Vielen Patienten mangelt es an einer klaren Abgrenzung zwischen Ich und Du. Ein übertriebener Altruismus gepaart mit einem Helfersyndrom und mangelndes Selbstvertrauen verwischen die Grenze und führen zu dem Eindruck, zu viel Verantwortung zu tragen, keinen eigenen Freiraum mehr zu haben und im Lebensumfeld zu ersticken. Deshalb be-

kommen Krebspatienten folgende Übung verordnet, die im Kontakt mit Menschen regelmäßig ausgeführt wird:

Im Stehen die Arme nach vorne ausstrecken, beide seitlich nach rechts und links im Halbkreis bewegen und dabei laut sagen: »**Bis hierhin und nicht weiter.**« *Der innere Raum entspricht dem mit den Armen beschriebenen Energiefeld, das wir auch Intimsphäre oder emotionale Aura nennen können. Der Patient stellt sich eine ihm nahestehende Person vor und übt 12 bis 20 Mal diese Worte laut zu sagen. Dabei entsteht erfahrungsgemäß eine völlige Veränderung des Gefühls für den inneren Raum und für das Gegenüber. Erst wenn mit einer Person die Übung leicht und selbstverständlich gelingt, wechselt man zur nächsten Person.*

Diese Übung verordne ich auch Kollegen, die sich schlecht gegen ihre Patienten abgrenzen können und abends von der therapeutischen Arbeit völlig erschöpft sind. Die positive Wirkung dieser Übung wird sehr spontan erlebt, indem der Patient spürt, mehr Luft zum Atmen zu haben, mehr privaten Raum zu gewinnen, sich mehr Raum zuzugestehen, sich besser gegen Familienangehörige abgrenzen und Nein sagen zu können. Dadurch erwacht die Eigenautorität, die gesunde Aggression und das Selbstbewusstsein.

Sonnenschmidt,
Miasmatische Krebstherapie

Dies ist eine zentrale Übung für Patienten mit chronischer und/oder allergischer Rhinitis. Heuschnupfen nur homöopathisch zu behandeln – das wissen viele Kollegen aus leidvoller Erfahrung – ist eine mühselige Angelegenheit, weil der Stinke-Konflikt aktiv bleibt und der

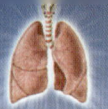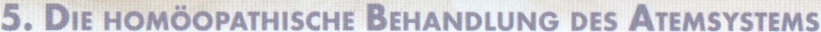

Heuschnupfen im Frühling wiederkehrt. Warum? Wenn wir hinterfragen, wogegen sich der Patient so auflehnt, was ihn/sie so verärgert, einengt, was ihm/ihr so stinkt, tauchen da ganz vernünftige Themen auf: Tierschutz, Ökologie, Umweltschutz, gesunde Ernährung usw. Sich für diese Themen im Leben einzusetzen, ist gewiss ehrenwert. Dafür aber andere zu verdammen, sich in seiner geistigen Freiheit zu beschränken, ist kontraproduktiv. Es ist bezeichnend, wann der Stinke-Konflikt in Gestalt des Heuschnupfens akut wird: im Frühling. Diese Jahreszeit steht für Kreativität, Offenheit für Neues, Lebensfreude, Zuwendung des Menschen zur Natur. Der innere Widersacher des Heuschnupfen-Patienten kann das nicht akzeptieren, weil er/sie Feindbilder in sich trägt. So werden Blütenpollen (Sexualstoff der Pflanzen!) zu Feinden. Wenn ich mit Patientinnen am Heuschnupfen-Konflikt arbeite, stellt sich heraus, dass oben die Augen tränen, die Nase läuft, aber die Vagina zu trocken ist. Das sollte uns zu denken geben. Der Stinke-Konflikt gewinnt Macht über die weibliche Fruchtbarkeit und Kreativität. Das muss der Patientin bewusst werden. Folglich sollten wir nicht nur an Arzneien bei Heuschnupfen denken, sondern den Stinke-Konflikt lösen helfen. Da die Entfaltung schöpferischer Kraft mit der Atmung einhergeht, ist selbstverständlich das Programm der Atemübungen 1- 9 angesagt, die Vermeidung schleimbildender Nahrung, Entsäuerung und Darmsanierung.

5.5.2 Rachen, Kehlkopf – Schreck-Angstkonflikt

Die Beschaffenheit der Schleimhaut in Rachen und Kehlkopf ändert sich gleichzeitig. Wer schon mal Lampenfieber hatte, weiß, dass dies Trockenheit im Rachen, Räusperzwang und eine belegte Stimme verursacht. Wenn es ganz schlimm kommt, versagt die Stimme vor lauter Stress. Stress ist etwas anderes als Anstrengung oder Überanstrengung. Bei Stress geht es biologisch um Leben und Tod, es wird vom Sympathikus der Überlebensmodus ausgelöst: Kampf oder Flucht, in jedem Falle können das dazu ausgeschüttete Adrenalin und Noradrenalin nur durch körperliche Bewegung abgebaut werden. Der moderne Mensch ist so bewegungsfaul geworden, dass er im Falle von Stress weder Kampf noch Flucht ergreift, sondern in die Lähmung geht, in den „Black out", den Kurzschluss. Es kommt zu einer Adrenalinvergiftung, die ohne Bewegung nur langsam abgebaut wird. Damit bleibt der Auslöser des Stressors aktiv und der Mensch gerät in eine sympathikotone Energielage. Das ist der energetische Weg in unsere heutigen schweren destruktiven Krankheiten wie Krebs, Multiple Sklerose, Diabetes I, AIDS usw. Es gibt keine schwere chronische Krankheit ohne Dauerstress. Viel ist gewonnen, wenn einem das klar wird.

Die Forschungen der Neurobiologie, angeregt durch den Innovator der „Neuen Medizin", Dr. Ryke Geerd Hamer, würden immer noch nicht existieren, hätte man nicht den ursächlichen Zusammenhang zwischen Stressor, Organmanifestation und Konflikt erkannt. Das ist das moderne Äquivalent der chinesischen Entsprechungslehre. Das Resümee ist dasselbe: Wo das Problem ist, ist die Lösung. Organe spiegeln psychisch-mentale, ja, ganz menschliche Themen wider. Der Körper ist nicht vom Bewusstsein gelöst, das hat man nun nach 4000 Jahren auch in unserer Medizin erkannt und bewiesen.

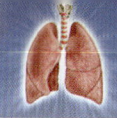

Der Begriff „Stress" wird heute inflatorisch benutzt. Alles stresst jeden. Da kann etwas nicht stimmen. Wenn eine Mathematikaufgabe, eine andere Meinung, eine andere Hautfarbe zu einer Frage von Leben und Tod werden, müssen wir uns fragen, welches Bewusstsein dahinter steht. Je materialistischer das Menschen- und Weltbild eines Patienten ist, umso niedriger ist seine Stressschwelle. Auch die neurobiologische Sichtweise der Körper-Geistbeziehung ist durchdrungen von einem materialistischen Bewusstsein, denn man geht wie selbstverständlich davon aus, dass zum Beispiel der Verlust eines nahen Verwandten durch Tod einen Hodenkrebs oder Brustkrebs auslösen kann. Man hinterfragt nicht das Menschen- und Weltbild, sondern denkt linear. Das widerspricht dem kreisförmigen, synergistischen und rhythmischen Lebensprinzip. Ein Mensch, der sich mit dem Kreislauf von Werden und Vergehen, Geburt und Tod ganzheitlich befasst oder gar aus Erfahrung weiß, dass es ein Fortleben nach dem physischen Tod gibt, wird mit dem Verlust durch Tod anders umgehen. Er wird wie jeder gesunde Mensch trauern und weinen, aber nicht zwangsläufig Krebs oder ähnlich sympathikotone Schwerstkrankheiten ausbilden. Doch das kollektive Bewusstsein ist für viele Menschen materiell ausgelegt, klebt am Konsum, will immer mehr haben, will immer schneller Karriere, „schnelles Geld" verdienen und die Natur hemmungslos ausbeuten. Erfreulicherweise gibt es wie zu allen Zeiten auch positive Gegenströmungen in Gestalt der Ganzheitsmedizin und Naturheilkunde. Sich wieder der Naturgesetze zu erinnern, bei der Natur in die Lehre zu gehen, bringt Klarheit in das Chaos der Stresskrankheiten. Bei Lichte besehen, wird die kollektive Heilung von dem Stresswahn darin bestehen,

die Schwelle wieder deutlich zu erhöhen und wieder zwischen Anstrengung und Stress zu unterscheiden.

Unser Ausgangspunkt war der trockene Rachen, die trockene Kehle und in der Folge die schwache, heisere, belegte oder versagende Stimme – alles Stresssymptome, die wir zur Genüge von Krebskrankheiten und verwandten karzinogenen Krankheiten kennen. Die Ursache ist wie immer im Verlust des Lebensrhythmus = Atemrhythmus zu suchen. Die Haltung „Ich will" verspannt das Zwerchfell und alle Atemorgane. Heilung zeigt sich in gut befeuchteten Schleimhäuten und freier, rhythmischer Atmung, im Grunde ein einfacher Weg und doch so schwer für die meisten Menschen, weil das materiell orientierte Bewusstsein nur in engen Bahnen läuft und das Spektakuläre sucht. Das gilt auch für Menschen, die vegetarisch, umweltbewusst, keusch leben, regelmäßig meditieren und Askese üben. Beruhen ihre Bemühungen auf einem materialistischen = nutzorientierten Denken, werden sie genau so krank wie Menschen ohne spirituelle Ausrichtung. Ich möchte noch einmal eine weise Erkenntnis des Zazen zitieren:

Es sind nicht die Weisheiten/Lehren/Ernährungsweisen, die einem das Bewusstsein erleuchten, es ist das erleuchtete Bewusstein, das einem die Schriften/Weisheiten und Lebensführung erschließt.

Das bedeutet Wissen aus erster Hand = die eigene Erfahrung und sei sie auch nur ein kurzer Moment des Aufleuchtens von Erkenntnis. Je mehr wir der eigenen Erfahrung trauen und sie ehren, desto länger dauert es, bis wir in Stress geraten. Das materialistische Denken

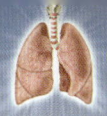

fußt auf Wissen aus zweiter Hand – Vermutungen, Meinungen, Urteilen, Prognosen, Tierversuchen für Menschenmedikamente usw.

Der weite Bogen zum Thema Stress war nötig, um Patienten zu verstehen, die durch den Schreck-Angstkonflikt chronische Störungen im Rachen und Kehlkopf produzieren. Auslöser dieses Konfliktes kann eine reale körperliche Bedrohung sein, man erschreckt sich, weil etwas plötzlich auf einen zukommt, wie ein Auto, ein Tier oder ein bewaffneter Mensch, und man kann nicht ausweichen. Im übertragenen Sinne kann es eine schlechte Nachricht oder eine unsensibel geäußerte Diagnose sein (was leider häufig vorkommt) oder berufsbedingt ein starkes Lampenfieber in der Darstellenden Kunst bei Musikern, Tänzern und Schauspielern. Auf den ersten Blick mag man bei Tänzern nicht an die oberen Luftwege denken, aber jeder Stress oben bewirkt Störungen im Bewegungsapparat (weiche Knie, Lahmheitsgefühl in Armen und Beinen). Unter den Musikern sind es besonders die Sänger und Bläser, die um Stressfreiheit kämpfen und unmittelbar darunter leiden.

Für Bühnenkünstler hat Harald Knauss die Musik-Kinesiologie seit 1990 entwickelt und in Seminaren angeboten – mit durchschlagendem Erfolg, da er und ich aus dem Musikerberuf kommen und somit die Probleme vor dem Auftritt, auf der Bühne und nach dem Auftritt nachvollziehen können. Die Emotionale Stress-Ablösung (ESA) der Kinesiologie ist die kreativste Form, den Künstler in seiner individuellen Spannung zu erkennen und zu lassen und nur das Zuviel an Spannung, den eigentlichen Stress abzubauen. In der „Musik-Medizin" herrscht ein Krankheitsbewusstsein, das die meisten Künstler lähmt und von ihrem Wirkungsort der Bühne fortbringt. Darum hat diese medizinische Richtung nicht zur besseren Bewältigung des notwendigen Perfektionismus auf der Bühne beigetragen, nicht die Ausstrahlungskraft und den Selbstausdruck der Künstler gestärkt. Gewiss kann Lampenfieber Künstler krank machen, aber die Lösung liegt nicht primär darin, die Bühne zu verlassen, sondern intensiv daran zu arbeiten: Was hat jemand auf der Bühne zu sagen, warum will jemand auftreten, in welchen Dienst stellt er seine künstlerische Schaffenskraft? Die Intention beinhaltet schon einen Teil der Lösung von dem Schrecken „Jetzt muss ich perfekt sein. Ich habe nur einen Wurf!" Das stimmt. Auf der Bühne kann man nicht probieren und auf eine zweite Chance warten. Alles ist auf höchste Konzentration und Präzision angelegt. Es geht in der Darstellenden Kunst um Höchstleistung. Das müssen Körper und Geist als Einheit leisten.

Ich habe viele Jahre mit Sängern musikkinesiologisch gearbeitet und gesehen, was allein schon ohne Bachblüten und Homöopathie möglich ist. Kommen diese bewährten Heilungsimpulse hinzu, können selbst langwierige chronische Pharynx- und Larynx-Probleme behoben werden. Sänger fürchten Erkältung, Stimmbandreizung, Stimmbandentzündung, Stimmbandschwellung, Heiserkeit und Verschleimung. Befällt sie diese Furcht auf der Bühne und können sie sich nicht vollkommen entspannt der Musik hingeben, entwickelt sich ein enormer Stressor, der in einem Teufelskreis endet. Oft ist es die panische und typische Angst der Solist/Innen vor dem ersten Ton. Nie kann man voraussagen, dass er wirklich kommt. Der Schreck ist groß, wenn der erste

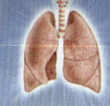
Ton wegbleibt, heiser oder holperig ist. Das ist verständlich. Eine gute Atemführung, die genügend Druck auf die Luftsäule ausübt, eine Rundumbewegung des Zwerchfells, so dass sich oben die Stimmritze im Kehlkopf immer vollkommen schließt, ist unabdingbar und kann selbst durch die besten Arzneien (siehe Tabelle 2) nicht ersetzt werden.

Eine andere Ursache für Rachen- und Kehlkopfprobleme, die einen Schreck-Angstkonflikt auslöst, ist bei den Menschen zu finden, die mit hohem Atemdruck arbeiten wie im Glasbläser-Handwerk und bei Blasinstrumentenspielern, hier vor allem bei Oboisten. Den

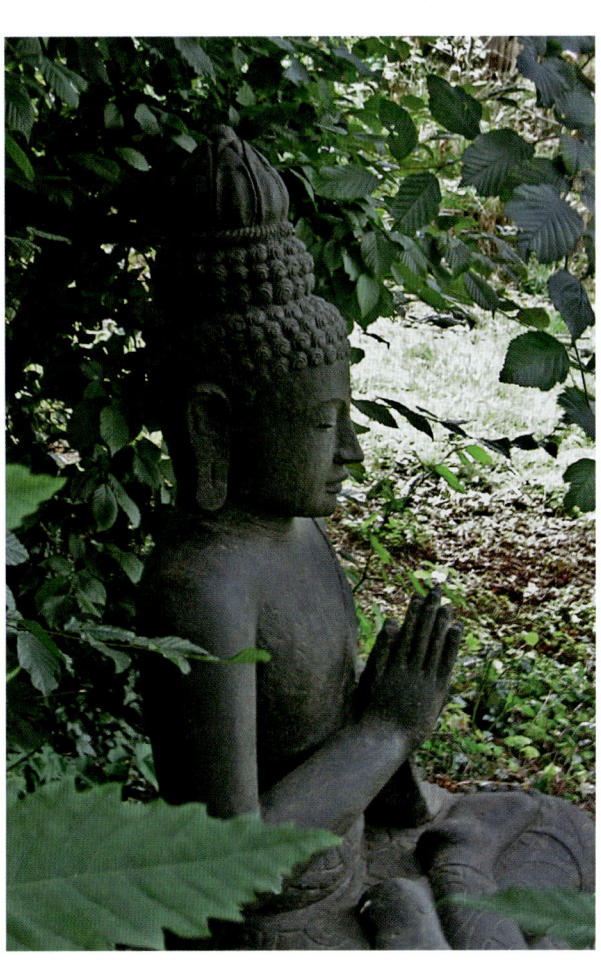

Stress auf den Kehlkopf verursacht der große Stau der Ausatemluft vor der kleinen Röhre, durch die die Luft gepresst wird. Wenn der Konflikt – die Angst zu ersticken, keine Zeit zum Atemholen zu haben, permanente Atmung – angeschaut und gelöst wird, sind die homöopathischen Arzneien gute Helfer, auf der Körperebene einen Ausgleich zwischen extremer Organbelastung und Sauerstoffversorgung zu schaffen.

Damit sind wir am Ende der Reise durch die Atemorgane, ihre Themen und Arzneien angekommen. Ich möchte mit den Worten Buddha Gautamas schließen:

Wird die Achtsamkeit auf die Atmung
in Übereinstimmung mit diesen Anweisungen entfaltet und geübt,
so wird sie reiche Früchte tragen und von großem Gewinn sein.

Buddha Gautama

Publikationen der Autorin bei Edition Elfenohr und Amazon

Rhythmische Hormontherapie für Mensch und Tier mit homöopathischen Komplexmitteln. Edition Elfenohr

Tafelrunde – der spielerische Weg zur Integrierten Persönlichkeit. Amazon 2015 und Edition Elfenohr 2017

Bewegungskunst – mit Tanzsack und Isis-Wings. Amazon 2015 und Edition Elfenohr 2017

Karma – der Weg des freien Willes, Cakra – das Körper-Geistbewusstsein. Amazon 2016 und Edition Elfenohr 2017

Die Surrogat-Balance. Edition Elfenohr 2017 und Amazon 2018

Mit 15 Mudras zu Erfolg und Gesundheit. Kartenset mit 15 Karten. Edition Elfenohr 2015

Sonnen-, Mond- und Erdatem. Edition Elfenohr 2015 und Amazon 2017

Der Weg der Einfachheit – Bonpu-Zen. Edition Elfenohr 2017

Gesund bleiben, gesund werden – Tipps für jede Lebenslage. Edition Elfenohr 2018 und Amazon 2018

Erfolg durch Präsenz – über den Mut vorne zu stehen. Edition Elfenohr 2018 und Amazon 2018

Cakra-Klang, der auditive Weg der Bewusstseinserweiterung, Edition Elfenohr 2018

Aura- und Energiearbeit mit Tieren. Edition Elfenohr 2018

Tierkinesiologie. Edition Elfenohr 2018 und Amazon 2018

Ganzheitliche Vogeltherapie. Edition Elfenohr und Amazon 2019

Die spirituelle Bedeutung der Homöopathie. Edition Elfenohr 2018

Das Gesundheitsorakel. Edition Elfenohr 2018 und Amazon 2018

Lust auf Fasten, gemeinsam durch dick und dünn. Edition Elfenohr und Amazon 2018

Fit und gesund mit dem E-Bike. Edition Elfenohr 2018 und Amazon 2018

Die Atemkunst des Prāṇāyāma-Yoga, eine moderne Schulung von Körper und Geist. Edition Elfenohr 2018 und Amazon 2018

Der Miasmentest, Arbeitsbuch und 16 Testtafeln. Edition Elfenohr 2018

Oleander torimaki – die Blume von Hiroshima. Edition Elfenohr und Amazon 2019

Homöopathische Arzneien aus miasmatischer, konstitutioneller, organotroper Sicht. Edition Elfenohr 2019

Sauer macht lustig- die Heilkraft der Säuren. Edition Elfenohr 2019

Technische Strahlenbelastung und ihre ganzheitliche Behandlung. Edition Elfenohr und Amazon 2019

Digitale Strahlenbelastung und wie wir gesund bleiben. Edition Elfenohr und Amazon 2019

7 Power-Kuren. Edition Elfenohr und Amazon 2020

Bestellung bei: www.inroso.com/shop

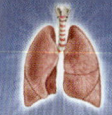

Phytotherapeutische Mittel sind erhältlich bei:

Firma Sanat: www.sanat.tv,
E-mail: info@sanat.tv,

Adresse: Sanamin – Sarl-France,
Impasse des pépinières, 47 Rte de Montfor,
F- 40100 DAX

oder: Sanat International, 898, Rte de
Gamarde, F - 40180 HINX (DAX)

Man spricht Deutsch, Französisch,
Italienisch und Englisch.

Ceres Arzneimittel

Vertrieb ALCEA GmbH

Alfred-Nobel-Str.5

D-50226 Frechen

Tel.: 02234-93341-0

www.alcea.de

Kräuter Schulte
Haupstr. 5
76593 Gernsbach - Schwarzwald
www.kraeuterschulte.de
infa@krauterschulte.de

Kurse der Autorin

- Medial- und Heilerschulung und Gesund-
heitstage gemeinsam mit Harald Knaus

- Miasmische Homöopathie

- Bewegungskunst und Aufstellung der
seelischen Tafelrunde

Infos: www.inroso.com

Agrawal, Y.R.: Homöopathie bei Asthma. Sonntag Verlag, 2. Auflage 2006

Barral, Jean-Pierre und Mercier, Pierre: Lehrbuch der Viszeralen Osteopathie, Band 1. Urban&Fischer, 2. Auflage 2005

Bischof, Marco: Biophotonen, Zweitausendseins, Frankfurt 1996

Brazzo, Marco: Viszerale Automobilisation. Urban&Fischer 2004

Charissé-Tara, Susanne: Craniosakraltherapie und Homöopathie. Verlag Homöopathie&Symbol 2006

Deutsche Heilpraktiker Zeitschrift: Zeit und Rhythmus. Sonntag Verlag 6/2007

Farrington, E.A.: Vergleichende Arzneimittellehre. Similimum Verlag 1996

Felber, Rosmarie, Reinhold, Susanne, Stückert, Andrea: Musiktherapie und Gesang. Verlag Freies Geistesleben 2000

Haase, Rudolf: Die harmonikalen Wurzeln der Musik. Hans-Kayer-Institut für harmonikale Grundlagenforschung, Wien 1969

Haase, Rudolf: Aufsätze zur Geschichte der Harmonik. Schriften über Harmonik Nr. 11, Bern 1984

Hagena, Charlotte und Hagena, Christina: Konstitution und Bipolarität. Haug Verlag 1993

Hakuin: Wilder Efeu. Kokurin Verlag 2006

Hannya Shingyo: Das Sutra der höchsten Weisheit. Werner Kristkeitz 1988

Hokyo Zanmai: Der Samadhi des Schatzspiegels. Werner Kristkeitz 2006

Holtzapfel, Walter: Im Kraftfeld der Organe. Verlag am Goetheanum, Dornach 5. Auflage 2004

Huibers, Jaap: Kräuter für die Atemorgane. Aurum Verlag 1982

Huibers, Jaap: Krank sein – lästig, aber doch gesund. Aurum Verlag 1980

Husemann, Armin J.: Der musikalische Bau des Menschen. Verlag Freies Geistesleben 1989

Johari, Harish: Das große Chakra-Buch. Bauer Verlag 1979

Kern, Peter: Der Biokonflikt. Österreichisches Literaturforum, Kremser Wissenschaftliche Reihe 4, Krems 2003

Kindersley, Dorling: Der menschliche Körper. Ravensburger Verlag Otto Maier 1993

Knauss, Harald, Sonnenschmidt, Rosina: Homöopathische Heilungsprozesse im Spiegel des Gartens; Sonntag Verlag, Stuttgart 2004

Knauss, Harald; Sonnenschmidt, Rosina: Die zwölf Tore der Heilung, Heilwerden und gesund bleiben im Jahreslauf; Homöopathie&Symbol Verlag, Berlin 2005

Köhler, Bodo: Grundlagen des Lebens, Videel, Niebüll 2001

Marty, Jo: Mineralstoff-Therapie nach Dr. med. Schüssler, Contra Point Publish, London 2005

Morrison, Roger: Handbuch der Pathologie zur Homöopathischen Differentialdiagnose, Kai Kröger Verlag, Großwittensee 1999

Oschman, James L.: Energiemedizin, Urban&Fischer, München 2006

Pelikan, Wilhelm: Sieben Metalle, Verlag am Goetheanum, Dornach 1981

Putz, R. und Pabst, R. (Herausgeber): Sobotta, Atlas der Anatomie des Menschen, Band 1 und 2, Urban&Fischer, 22. Auflage 2006

Richter, Isolde: Lehrbuch für Heilpraktiker, Urban&Fischer, 4. Auflage 2000

Schulze, Werner: Schriftenreihe des Arbeitskreises für Harmonikale Therapie, München, Heft 1/1986

Shinjinmei: Verse über den Glaubensgeist. Werner Kristkeitz 2006

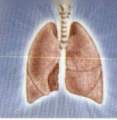

Shobogenzo Zuimonki: Unterweisungen zum wahren Buddhaweg. Werner Kristkeitz 1997

Shodoka: Satori hier und jetzt. Werner Kristkeitz 2006

Sonnenschmidt, Rosina: Das Praxisbuch der solaren und lunaren Atemenergetik. Ehlers Verlag, 2. Auflage 2001

Sonnenschmidt, Rosina, Knauss, Harald: Musik-Kinesiologie. VAK Verlag, 2. Auflage 1996

Sonnenschmidt, Rosina: Exkarnation – Der große Wandel, Verlag Homöopathie und Symbol, Berlin 2002

Sonnenschmidt, Rosina: Ich mach was draus – kleines Alltagsorakel für Patienten, VAK Verlag, Freiburg 1998

Sonnenschmidt, Rosina: Wege ganzheitlicher Heilkunst, Anamnese-Diagnose-Heilung; Sonntag Verlag 2005

Sonnenschmidt, Rosina: Heilkunst und Humor, Verlag Homöopathie&Symbol, 2004

Sonnenschmidt, Rosina: Miasmen und Kultur – Krankheit und Heilung aus kulturhistorischer und homöopathischer Sicht, Verlag Homöopathie&Symbol, 2007

Sonnenschmidt, Rosina: Wie gesund bin ich schon, wie krank bin ich noch?, Sensei Verlag, Remshalden 2009

Sonnenschmidt, Rosina: Radionischer Energietest. Narayana Verlag, 2008

Sonnenschmidt, Rosina: Schriftenreihe „Organ – Konflikt – Heilung", Band 1 „Blut – flüssiges Bewusstsein", Narayana Verlag, 2009

Sonnenschmidt, Rosina: Schriftenreihe „Organ – Konflikt – Heilung", Band 2 „Leber und Galle – erworbene Autorität", Narayana Verlag, 2009

Sonnenschmidt, Rosina: Schriftenreihe „Organ – Konflikt – Heilung", Band 3 „Verdauungsorgane – der Weg zur Mitte", Narayana Verlag, 2009

Sonnenschmidt, Rosina: Schriftenreihe „Organ – Konflikt – Heilung", Band 5 „Nieren und Blase - Basis der Selbstverwirklichung". Narayana Verlag 2009

Sonnenschmidt, Rosina: Schriftenreihe „Organ – Konflikt – Heilung", Band 6, Herz und Kreislauf – natürliche Autorität. Narayana Verlag 2010

Sonnenschmidt, Rosina: Schriftenreihe „Organ – Konflikt – Heilung", Band 7 „Endokrine Drüsen – Basiskräfte der Spiritualität" Narayana Verlag 2010

Sonnenschmidt, Rosina: Schriftenreihe „Organ – Konflikt – Heilung", Band 8 „Weibliche und männliche Sexualorgane - Selbstverwirklichung". Narayana Verlag 2010

Sonnenschmidt, Rosina: Schriftenreihe „Organ – Konflikt – Heilung", Band 9 „Gehirn und Nervensystem – Blüte der Spiritualität", Narayana Verlag 2010

Sonnenschmidt, Rosina: Schriftenreihe „Organ – Konflikt – Heilung", Band 10 „Die Sinnesorgane – Wunderwerk der Kommunikation". Narayana Verlag 2011

Sonnenschmidt, Rosina: Schriftenreihe „Organ – Konflikt – Heilung", Band 11 „Das Gliedmaßensystem – Fortschritt auf allen Ebenen". Narayana Verlag 2011

Sonnenschmidt, Rosina: Schriftenreihe „Organ – Konflikt – Heilung", Band 12 „Haut und Lymphsystem – Bastionen der Immunkraft". Narayana Verlag 2011

Sonnenschmidt, Rosina: Über Gewicht. Narayana Verlag 2010

Sonnenschmidt, Rosina: Die Schüßler-Therapie mit 36 Mineralsalzen. Narayana Verlag 2011

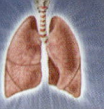

Sonnenschmidt, Rosina: Der Mutteratem in der Familienaufstellung. Narayana Verlag 2011

Sonnenschmidt, Rosina: Raumharmonie mit Homöopathie. Narayana Verlag 2011

Sonnenschmidt, Rosina: Homöopathie bei Radioaktivität. Narayana Verlag 2011

Sonnenschmidt, Rosina: Die neue Schüßler Hausapotheke. Narayana Verlag 2012

Sonnenschmidt, Rosina: Die Saft-Therapie. Narayana Verlag 2012

Sonnenschmidt, Rosina: Homöopathie fürs Rampenlicht. Narayana Verlag 2013

Sonnenschmidt, Rosina: Humor-Therapie. Narayana Verlag 2013

Sonnenschmidt, Rosina: Sonnenschmidt, Rosina: Der Miasmen-Test, Verlag Homöopathie&Symbol, Berlin 2008

Sonnenschmidt, Rosina: Miasmatische Krebstherapie, Verlag Homöopathie&Symbol, Berlin 2008

Sonnenschmidt, Rosina: Schriftenreihe „Miasmatische Heilkunst", Bd. 1 „Die Syphiline -das Höchste und das Niedrigste durch die Mitte vereinen", Narayana Verlag 2012

Sonnenschmidt, Rosina: Schriftenreihe „Miasmatische Heilkunst", Bd. 2 „Die Karzinogenie -den schöpferischen Selbstausdruck zulassen", Narayana Verlag 2013

Sonnenschmidt, Rosina: Schriftenreihe „Miasmatische Heilkunst", Bd. 3 „Die Sykose -die Mitte finden und bewahren", Narayana Verlag 2013

Sonnenschmidt, Rosina, Knauss, Harald: Tiermittel in der Homöopathie; Sonntag Verlag, Stuttgart 2007

Sonnenschmidt, Rosina, Knauss, Harald: Autopathie. Narayana Verlag, 2009

Sonnenschmidt, Rosina, Knauss, Harald und Krüger, Andreas: Die Kunst zu heilen, Verlag Homöopathie&Symbol, Berlin 2003

Sonnenschmidt, Rosina, Knauss, Harald: Gesund Schlafen - Erholt erwachen. Narayana Verlag 2012

Sonnenschmidt, Rosina, Knauss, Harald: Burnout natürlich heilen. Narayana Verlag 2012

Sonnenschmidt, Rosina: Ruhelos in Ruß und Nebel, eine Kindheit im Ruhrpott. E-Book und Taschenbuch bei www.amazon.de

Sonnenschmidt, Rosina: Ich reiche dir die Hand, geliebtes Tier. E-Book und Taschenbuch bei www.amazon.de

Sonnenschmidt, Rosina: Fit und gesund mit dem E-Bike. E-Book und Taschenbuch bei www.amazon.de

Sonnenschmidt, Rosina: Haustiere und Ziervögel ganzheitlich behandeln. Narayana Verlag 2014.

Thich Nhat Hanh: Das Sutra des bewussten Atmens. Theseus Verlag 1988

Thürkauf, Max: Harmonik als Grundlage einer erneuerten Naturwissenschaft, Schriften über Harmonik Nr. 8, Bern 1982

Walker, Norman: Frische Frucht- und Gemüsesäfte. Goldmann Verlag, München 1995

Weiers, Hans: Naturgerechte physikalische Therapie. Haug Verlag 1981

Zee, Harry van der: Die Geburt, eine Reise durch die Miasmen. Sonntag Verlag 1999

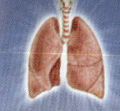

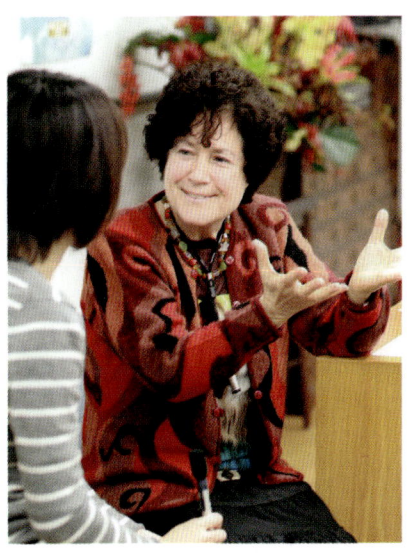

- Ab 1965 Musikstudium, Orientalistik
- 1972/73 und 1978/79 Feldforschung in Nordindien
- 1977 Promotion in Musikethnologie, Indologie, Ägyptologie
- 1972-1984 regelmässige Redaktionelle Hörfunkarbeit im WDR, SDR und SWF zum Thema „Musikethnologie"
- 1980-1998 Sängerin des Sephira-Ensembles mit vielen CD-, Funk- und Fernsehaufnahmen.
- 1990-1992 Ausbildung in Kinesiologie (TFH Instructor, Three-In-One-Facilitator)
- Ab 1990 Einführung der ganzheitlichen Vogelheilkunde mit zahlreichen Fachpublikationen.
- 1994 Entwicklung und Einrichtung der WINGS° Tierkinesiologie für Tierärzte

- 1996-2002 Guest lecturer in den USA, in Kanada, England, Schweiz und Österreich für Tiermediziner (IVAS, AHVMA, BVMA)
- Seit 1998 Ausbildung der Tierärzte in WINGS°Tierkinesiologie unter der Schirmherrschaft der GGTM (Gesellschaft für Ganzheitliche Tiermedizin)
- 1973-1985 Schülerin der Zen-Meisterin Kôun-An Dôru Chicô Rôshi (Brigitte D´Ortschy)
- Seit 1984 Medial- und Heilerschulung bei Margaret Pearson, Mary Duffy, Ray Williamson, Chris Batchelor, Tom Johanson in England und Deutschland
- 1986-1994 Privatstudium in Homöopathie mit dem Schwerpunkt der Miasmen
- 1994-1999 Ausgewählte Seminare bei Dr. Mohinder Jus in der Schweiz und Andreas Krüger in Deutschland
- Seit 1994 zusammen mit Harald Knauss Leitung der Medial - und Heilerschulung
- Seit 1999 Naturheilpraxis für Homöopathie
- 2006, 2009, 2010, 2016 und 2019 Einladung zur Kaiserlichen Homöopathiegesellschaft in Tokyo (Japan)
- 2009 Ehrenmitglied der Kaiserlichen Homöopathiegesellschaft Japan
- 2010 Ehrung für den spirituellen Ansatz in der Therapie von „The Japan Royal Academy of Homoeopathy" in London

Autorin vieler Fachbücher zum Thema Homöopathie und Heilkunst

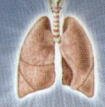

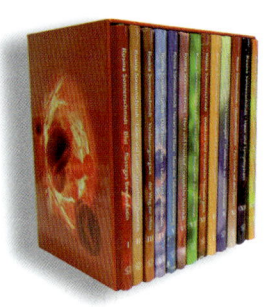

Set der Schriftenreihe Organ – Konflikt – Heilung

Das Set kostet nur € 365 (statt 12 x € 34 EUR = € 408).

Eine Krankheit manifestiert sich gemäß dem Resonanzprinzip am passenden organischen Ort und vermittelt den Konflikt und die Lösung.

Rosina Sonnenschmidt verbindet in der Schriftenreihe Organ-Konflikt-Heilung in einer einmaligen Kombination verschiedene ganzheitliche Heilansätze aus Homöopathie, Miasmatik, chinesischer Medizin, gezielter Ernährung, Konfliktlösung und Übungen zu einem ganzheitlichen Therapiekonzept.

Alle Bände sind einzeln bestellbar oder als gesamtes Set. Ein Einstieg ist immer noch möglich. Wir bieten auch monatliche Ratenzahlung an.

Die Schriftenreihe Organ-Konflikt-Heilung ist auch zusammen mit der Schriftenreihe Miasmatische Heilkunst im Set zum reduzierten Preis erhältlich.

Das Set umfasst folgende 12 Bände plus Register:

Band 1: Blut – flüssiges Bewusstsein

Band 2: Leber und Galle – erworbene Autorität

Band 3: Verdauungsorgane – der Weg zur Mitte

Band 4: Das Atemsystem – Leben und Bewusstsein

Band 5: Nieren und Blase – Basis der Selbstverwirklichung

Band 6: Herz und Kreislauf – natürliche Autorität

Band 7: Endokrine Drüsen – Basiskräfte der Spiritualität

Band 8: Weibliche und männliche Sexualorgane – Selbstverwirklichung

Band 9: Gehirn und Nervensystem – Blüte der Spiritualität

Band 10: Sinnesorgane – Wunderwerk der Kommunikation

Band 11: Gliedmaßensystem – Fort-Schritt auf allen Ebenen

Band 12: Häute und Lymphsystem – Bastionen der Immunkraft

Gesamtregister: Index der Bände I bis XII. Mit Arzneimittel-, Stichwort- und Krankheitsverzeichnis

„Die Schriftenreihe habe ich mit großem Interesse gelesen. Sie ist nicht nur eine Bereicherung der homöopathischen Literatur, sie ist ein großes Werk, in dem ich immer wieder nachschlage."

Katja Siegrist, Homöopathin

„Die miasmatische Homöopathie ist eine von 3 Säulen in meiner Praxis und vielfach für gute Heilungserfolge zuständig. Ohne die Miasmatik wäre in meiner Praxis nicht die Tiefe der Konfliktlösung meiner Patienten möglich. Und die Schriftreihe – Organ – Konflikt – Heilung - gehört, neben anderen wichtigen Werken, bei mir zum Standardnachschlagewerk."

Leroy G. Melhus

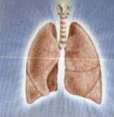

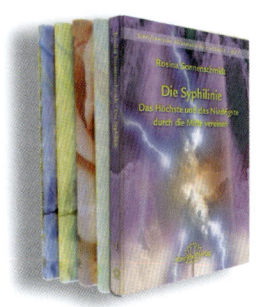

Set der Schriftenreihe Miasmatische Heilkunst

Das Set kostet nur 5 x € 31,40 = € 157 (statt 5 x € 34 = € 170).

In der neuen Buchreihe „Miasmatische Heilkunst" steht die praktische Umsetzung miasmatischer Erkenntnisse in den Praxisalltag im Zentrum. In jedem der 5 Bände wird jeweils ein Miasma ausführlich besprochen.

Viele Heilungsberichte von Kolleginnen und Kollegen, illustriert durch Malereien und Zeichnungen von Kindern und Erwachsenen, geben Einblick in den kreativen Umgang mit der Miasmatik. Die Beispiele machen Mut und motivieren andere Kollegen, auch bei schweren Pathologien der Kraft der Homöopathie zu vertrauen.

Was sind seine kollektiven und individuellen Charakteristika, welche Körperzeichen sind typisch? Welche Krankheiten und Pathologien gehören zu welcher miasmatischen Schicht? Welche Therapien haben sich in einem ganzheitlichen Behandlungskonzept bewährt? Welche homöopathischen Arzneien dringen an die miasmatische Wurzel, stärken ein Organsystem und die Konstitution des Patienten? Wie erkennt man die Logik des Krankwerdens und die Logik des Heilwerdens?

Band 1: Syphilitisches Miasma - das Höchste und Niedrigste in der Mitte vereinen

Band 2: Karzinosines Miasma - den schöpferischen Selbstausdruck zulassen

Band 3: Sykotisches Miasma - die Mitte finden und bewahren

Band 4: Tuberkulines Miasma - das Echte vom Unechten unterscheiden

Band 5: Psorisches Miasma - die Kraft der Beziehungsfähigkeit erlangen

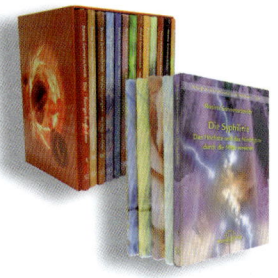

Komplettset der
Schriftenreihen Organ-Konflikt-Heilung UND Miasmatische Heilkunst in 17 Bänden

Beide Schriftenreihen zusammen für insgesamt nur € 499.- bis zum Erscheinen aller Bände (statt € 578.-).

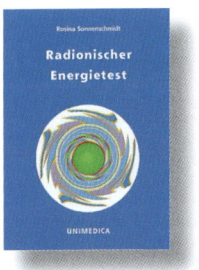

Radionischer Energietest

Anleitungsbuch mit 12 Tafeln für die tägliche Praxis

64 Seiten A4, Heftbindung mit farbigem Kartonumschlag (abwaschbar), € 34.-

Rosina Sonnenschmidt hat 20 Jahre Lehr- und Praxiserfahrung mit energetischen Testverfahren und hat zu diesem Thema auch Standardwerke geschrieben. Mit ihrem neuen, modernisierten Lehrbuch „Radionischer Energietest" und 12 Testtafeln bietet sie eine professionelle Hilfe für den Praxisalltag.

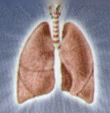

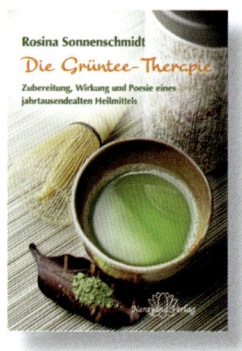

Die Grüntee-Therapie

Zubereitung, Wirkung und Poesie eines jahrtausendealten Heilmittels

128 Seiten, geb., € 17.80

Grüntee ist bekannt für seine heilkräftige Wirkung. Vor allem in der Krebstherapie spielt er eine große Rolle, weil nachweislich das Tumorwachstum unterbunden wird. Aber auch bei Autoimmunerkrankungen bis hin zur Depression erweist sich der Grüntee als ideale Unterstützung der ganzheitlichen Behandlung.

Die erfahrene Heilpraktikerin Rosina Sonnenschmidt spannt in ihrem Werk einen weiten Bogen von der Philosophie des Grünteegenusses über den wissenschaftlich erforschten Nährstoffgehalt, die homöopathische Prüfung von Thea japonica poetica bis hin seinem therapeutischen Einsatz.

Chinesischer und japanischer Grüntee sind seit Jahrhunderten der Inbegriff von Frieden, Humor und Spiritualität. Die beliebte Autorin vermittelt, wie auch Bewohner der westlichen Kontinente durch die sorgfältige Aufbereitung dieser Tees wieder Muße, Ästhetik, Sinn für Poesie und Lebensrhythmus in den Alltag bringen können.

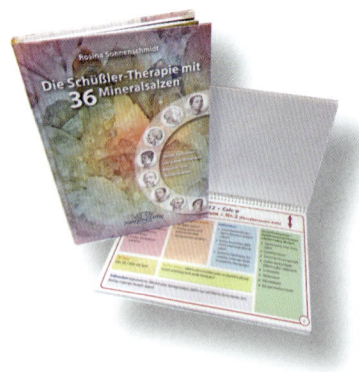

Die Schüßler-Therapie
mit 36 Mineralsalzen

180 Seiten, 2 Bände (Lehrbuch mit Farbtafelnbeiheft), € 49.-

Die Schüßler-Salze zählen auch 140 Jahre nach ihrer Entdeckung zu den beliebtesten naturheilkundlichen Therapien.

Rosina Sonnenschmidt hat langjährige Erfahrung mit den Schüßler-Salzen und vermag, diese in lebendiger und übersichtlicher Form darzustellen. Neben den klassischen Salzen 1–12 erläutert sie erstmals auch die Gesichts- und Körperzeichen der weniger bekannten Salze 13–27. Als Neuheit beschreibt sie weitere neun Salze, die sich bei ihr in der Praxis als sehr nützlich erwiesen haben und für die heutige Zeit besonders wichtig sind. Somit steht erstmals ein erweitertes Sortiment von 36 der wichtigsten Mineralsalze für eine differenzierte Therapie zur Verfügung.

Das Werk ist für die tägliche Praxis geschaffen und enthält zahlreiche Abbildungen für die Antlitzdiagnose, Bezüge zu den Miasmen und Tipps zur Beseitigung der Belastungen durch Heilnahrung und Ausleitungen. Die einzelnen Arzneifamilien wie Calcium-, Kalium- und Natriumsalze werden auch als Gruppe erläutert, welches die Ähnlichkeiten besser erkennen lässt.

Besonders hilfreich sind die 36 großen Farbtafeln im Beiheft, welche auf einen Blick für jedes Mineralsalz die Hauptpunkte, wichtige Zusammenhänge und Unterschiede zu anderen Salzen zeigen.

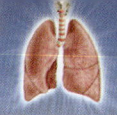

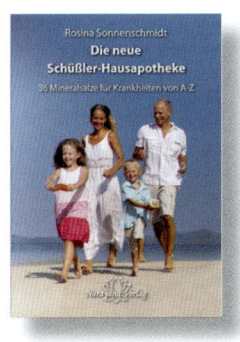

Die neue Schüßler- Hausapotheke

36 Mineralsalze für Krankheiten von A-Z

180 Seiten, geb., € 24.-

Schüßler-Salze erfreuen sich ungebrochener Beliebtheit. Jedoch sind wir heute anders krank als früher und brauchen daher auch andere Arznei-en. So hat sich auch das Spektrum der Schüßler-Mineralsalze um Sub-stanzen erweitert, die zum Teil nur in Spuren in unserem Organismus vorkommen, aber enorm wichtig für die Synergien unseres Organismus sind.

Rosina Sonnenschmidt hat diese neuen Salze wie Germanium oder Molybdän mit großem Erfolg in die heutige Behandlung eingeführt.

In dem Handbuch für den Hausgebrauch erläutert sie erstmalig bewährte Rezepturen mit den zwölf alten und den 24 neuen Schüßler-Mineralsalzen. Dabei gibt sie Hilfestellung bei den wichtigsten Beschwerden von A-Z: von Abmagerung, Akne und Asthma über Durchfall, Fettsucht, Haarausfall und Heuschnupfen bis zu Konzentrationsproblemen, Kopf- und Rückenschmerzen, Schwerhörig-keit und Zahnschmerzen. Viele Tipps aus der Naturheilkunde runden die Behandlung ab und re-gen an, sich und die Familie selber zu heilen.

Erstmalig führt die beliebte Autorin in diesem Werk auch die sieben Konstitutionstypen bei der Be-handlung mit Schüßler-Salzen ein. Anhand der Beschreibung kann jeder leicht seinen Typ bestim-men und lernen, welche Mineralsalze für ihn besonders wichtig sind und auf was er bei Ernährung und Lebensführung besonders achten sollte. Ein wertvoller Ratgeber, der für die ganze Familie viele bewährte und neue Behandlungstipps gibt.

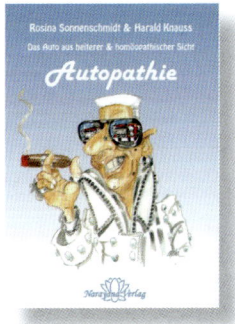

Rosina Sonnenschmidt und Harald Knauss

Autopathie – Das Auto aus heiterer und homöopathischer Sicht

Illustriert mit treffenden Cartoons

192 Seiten, geb., € 27.-

In witziger und tiefsinniger Weise geben die zwei beliebten Autoren Rosina Sonnenschmidt und Harald Knauss eine Einführung in die homöopathi-sche Welt des Autos. In der Anamnese kann das Auto – sofern man danach fragt – einen ungeahnt hohen Stellenwert einnehmen. Häufig fällt es jedoch schwer, dies für die Mittelwahl zu nutzen. Das vorliegende Werk schließt somit eine Lücke auf einem Gebiet, das in der modernen Zeit von großer Aussagekraft sein kann.

Es ist ein vergnügliches Werk – für den Homöopathen wie auch für jeden Autofahrer. Viele der Verhaltensweisen rund ums Auto sind im Alltag so selbstverständlich geworden. Die beiden Autoren hinterfragen diese jedoch schonungslos. Sie verstehen es, diese Thematik mit Humor zu würzen und jeden einzuladen, sich in den Cartoons und Autotypen wiederzufinden.

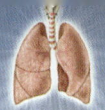

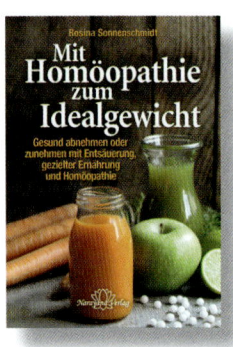

Mit Homöopathie zum Idealgewicht

Gesund abnahmen oder zunehmen mit Entsäuerung, gezielter Ernährung und Homöopathie

200 Seiten, geb., € 34.-

Bei Übergewicht empfindet man sich unbewusst als zu leicht. Es mangelt an Erdung und man beschwert sich mit materieller Nahrung. Bei Untergewicht nimmt man sich als zu schwer wahr und erleichtert sich durch Verzicht auf Nahrung. Rosina Sonnenschmidt versteht es, eine versöhnliche Haltung des Lesers zu sich selbst anzuregen und stellt die Neigung zu viel oder zu wenig zu essen in einem ganzheitlichen Behandlungskonzept vor. Dabei bilden Basistherapien mit Darmsanierung, Entsäuerung, rhythmischen Atemübungen und Hautpflege das Fundament. Darauf baut die Haupttherapie mit Ernährung und Homöopathie auf.

Eindrückliche Fallbeispiele dokumentieren, wie erfolgreich dieses Konzept ist. Ein bahnbrechendes Werk, das sich erfrischend von bisheriger Literatur abhebt. Es geht weit über Diätempfehlungen hinaus und macht dem Leser Mut, sich selbst zu verstehen und mit Begeisterung die Heilung selbst in die Hand zu nehmen.

Ein bahnbrechendes Werk, das sich sowohl an Therapeuten als auch an Betroffene richtet. Es hebt sich erfrischend von bisheriger Literatur ab, geht weit über Diätempfehlungen hinaus und macht dem Leser Mut, sich selbst zu verstehen und mit Begeisterung die Heilung selbst in die Hand zu nehmen.

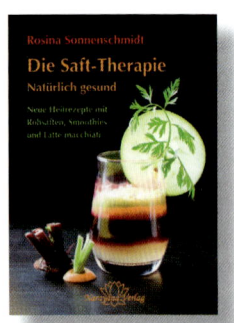

Die Rohsaft-Therapie

Frucht- und Gemüsesäfte, Smoothies und Latte macchiatos

168 Seiten, geb., € 29.50

Frische Obst- und Gemüsesäfte sind gesund. Wie können wir diese jedoch gezielt als Heilmittel bei Krankheiten einsetzen?

Die beliebte Autorin und Heilpraktikerin Rosina Sonnenschmidt verfügt über langjährige Erfahrung mit der Heilkraft von Säften bei den großen Krankheiten der heutigen Zeit. In Ihrem Werk erläutert sie detailliert, wie Rohsäfte, Smoothies und die innovativen Latte macchiati optimal zur Vorbeugung und Unterstützung der ganzheitlichen Therapie eingesetzt werden können.

Rohsäfte regen den Leber-, Nieren- und Hautstoffwechsel an, aktivieren das Drüsen- und Nervensystem und befreien aus der Regulationsstarre. Obstsäfte helfen beim Entsäuern und Entschlacken. Gemüsesäfte bauen den entkräfteten Organismus auf. Der therapeutische Einsatz von Milchschaumgetränken – der Latte macchiati – wurde von Rosina Sonnenschmidt neu entwickelt. Diese stießen bei ihren Patienten auf große Begeisterung. Die Latte-macchiato-Säfte verbessern die Aufnahme von fettlöslichen Vitaminen und machen auch Sellerie- oder Spinatsaft zu einem Genuss.

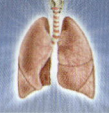

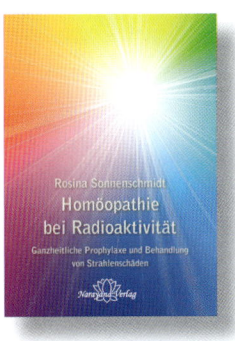

Homöopathie bei Radioaktivität

Ganzheitliche Prophylaxe und Behandlung von Strahlenschäden

100 Seiten, Heft, € 19.80

Die bekannte Autorin Rosina Sonnenschmidt beschreibt in ihrem neuesten Werk die Prophylaxe und Therapie von Strahlenschäden mit Homöopathie, Schüßler-Salzen und Naturheilkunde. Sie schöpft aus ihrer großen Erfahrung von der Behandlung von Strahlenschäden nach Strahlentherapie sowie der Behandlung von japanischen Patienten.

Rosina Sonnenschmidt erläutert, welche homöopathischen Mittel bei Befürchtungen und Ängsten vor radioaktiver Belastung angezeigt sind. Sie beschreibt, wie Radioaktivität auf den Körper wirkt und welche Organe besonders strahlenempfindlich sind. Aus ihrer Erfahrung stellt sie bewährte Therapieabläufe mit der Plus-Methode dar. Abgerundet wird das Werk durch leicht umsetzbare Atemübungen.

Bei Strahlenbelastung sind naturheilkundliche Maßnahmen wie Ernährung mit Rohsäften und enzymreichen Früchten, Rizole und Darmsanierung äußerst effektiv und werden praktisch beschrieben. Abgerundet wird das Werk durch leicht umsetzbare Atemübungen.

Es ist ein besonnenes Buch, das bewusst auf Panik oder Fatalismus verzichtet, und konzentriert die ganze Bandbreite von Möglichkeiten darstellt. Ein hochaktuelles Werk, das Mut macht.

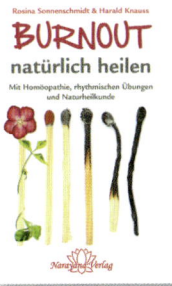

Rosina Sonnenschmidt und Harald Knauss

Burnout natürlich heilen

Mit Homöopathie, rhythmischen Übungen und Naturheilkunde

320 Seiten, geb., € 34.-

Bei schweren chronischen Krankheiten wie Burnout bedarf es eines ganzheitlichen Therapiekonzepts. Die beiden beliebten Autoren Rosina Sonnenschmidt und Harald Knauss zeigen praktisch und verständlich den Weg aus der Krankheit. Dies fängt an mit aktivem Umdenken und Änderung des Lebensstils. Besonders wichtig sind hierbei der Lebensrhythmus mit schöpferischen Pausen, Zeiten der Stille, der Mut zur Unvollkommenheit und der richtige Umgang mit der Zeit. Rhythmische Übungen spielen herbei eine große Rolle.

Homöopathische Arzneien sind ein weiterer Meilenstein beim Heilungsprozess. Rosina Sonnenschmidt gibt hierbei wertvolle Tipps – von ungewöhnlichen Schlangenmitteln, Lanthaniden, pflanzlichen Arzneien und Schüßler-Salzen. Naturheilkundliche Mittel wie Heilkräuter, Aromaöle und Baumessenzen leisten ebenfalls eine wichtige Hilfe beim Weg aus dem Burnout.

Eindrückliche Fallberichte u.a. von Geschäftsleuten, Künstlern und Therapeuten runden das Werk ab. Ein Buch, das Mut macht, sein Schicksal selbst in die Hand zu nehmen und den Weg zu Gesundheit, Kraft und Ausgeglichenheit wiederzufinden.

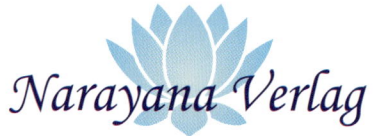

Narayana Verlag

Blumenplatz 2, D-79400 Kandern
Tel: +49 7626-974970-0, Fax: +49 7626-974970-9

info@narayana-verlag.de

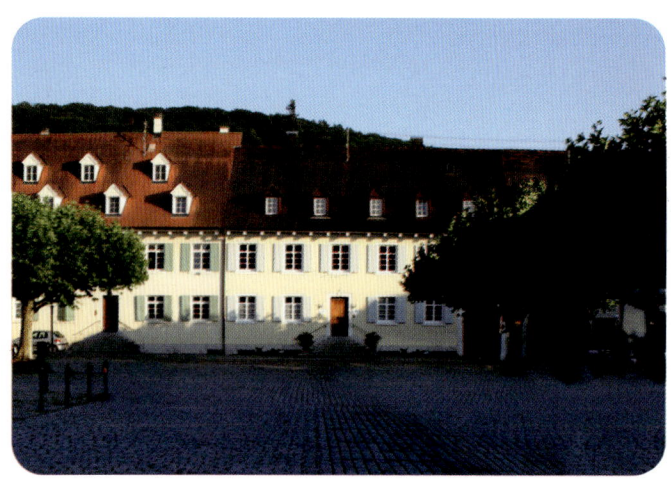

Im Narayana Webshop

www.narayana-verlag.de

finden Sie nahezu alle deutschen und eine umfangreiche Auswahl an englischen Werken zu Homöopathie, Naturheilkunde und gesunder Lebensweise. Zu jedem Titel gibt es aussagekräftige Leseproben.

Auf der Webseite gibt es kontinuierlich Neuigkeiten zu aktuellen Themen, Studien und Seminaren mit weltweit führenden Homöopathen sowie einen Erfahrungsaustausch bei Krankheiten und Epidemien.

Ein Gesamtverzeichnis ist kostenlos erhältlich.